働く女性と健康

多様な視点からのヘルスケア

刊行に当たって

　本書の著者である武谷雄二先生は、永年にわたり東京大学において、産科婦人科学の研究者として、また、産婦人科の医師として、一貫して女性の健康問題に取り組み、大きな業績をあげてきておられます。
　また、近年は、独立行政法人　労働者健康福祉機構の理事長として、勤労者の医療と健康確保の問題に積極的に取り組んでおられます。
　一方、人口減少社会に入ったといわれるわが国において、働く女性の活躍の場を広げることは、わが国社会の活力を維持するうえでも非常に重要であり、政府全体として積極的に取り組むべき最重要課題の一つとなっております。
　このような中で、武谷先生は、専門家として永年取り組んでこられた女性の健康問題、特に最近関心を寄せ取り組んでおられる働く女性の健康を守るという課題について、多くの方々に、関心と正しい知識・理解を持っていただくべく本書を上梓されました。
　当財団といたしましても、本書は、産業医学の分野としては、類例が少ない優れた書であり、各企業で活動している産業医等の産業保健スタッフの皆様はもとより、企業の人事労務担当の方々をはじめ全国の多くの関係の皆様の参考になるものと思い、本書を刊行した次第です。
　本書が、働く女性の健康を守り、豊かな社会形成のための道標として幅広く活用されることを期待し、刊行に当たっての推奨の言葉とさせていただきます。

平成27年7月

公益財団法人 産業医学振興財団
理事長　櫻井 治彦

序　文

　これまで仕事と関連する病気や災害は、もっぱら男性に降りかかるものと思われてきた。事実、これまでの労働災害による死亡例はほとんど男性であった。一方、19世紀末から製造業において次第に女性も仕事をするようになってきたが、女性の仕事は一般に比較的危険が少なく軽い仕事とみなされ、働く女性の健康に関する社会の関心はあまり高くなかった。しかしながら、20世紀後半から女性の高学歴化と社会進出はめざましいものがあり、欧米先進国においては全労働者の半数を占めるに至っており、わが国においても全雇用者の40％以上が女性である。さらに、現在国は、2020年までにさまざまな分野の管理職の少なくとも30％を女性が占めることを国家的目標として掲げている。

　女性の社会進出は女性の自立を促し、性による社会的差別をなくし、女性が生きがいを持って充実した人生を送るために大いに推進すべきことである。さらに人口減少社会に突入し、労働人口が減少しつつあるわが国においては、多くの女性が働くことは産業の活性化や国の発展にもつながるものである。しかしながら、男女の身体的機能は異なり、さまざまな疾患に罹患するリスクには性差がある。加えて女性には、月経に関する悩みや女性特有な疾患がある。これらの理由から、女性の就労に際しては男性と異なった配慮が必要となる。

　働く女性の健康を考えるうえで男性と決定的に異なることは、妊娠、出産、授乳などを女性が受け持つことである。しかも子どもを産み育てることは個人的な営みに留まらず、未来社会における発展に関わるものであり、それゆえ社会全体が支援しなくてはならないことである。このため子どもを産む世代にある女性や、妊娠中・出産後の女性の就労に関しては、単に雇用者と被雇用者の個別的な勤務条件の取り決めに委ねるわけにはいかず、母体・母性保護のための科学性と実効性の

ある就労規定が必要となる。

　また女性が職業人としてのキャリアを積み上げるようになると、結婚や出産年齢が高齢化する。一方、女性の生殖能は30代から徐々に低下し、30歳代後半から明らかな低下をみる。また、仕事によるストレスも男女とも生殖能を損なうことになる。以上のことは少子化につながるものであり、このような事情にも目を向けなければ、保育施設の充実や子育てのための助成金だけでは少子化の流れを大きく変えるのはむずかしいだろう。女性の社会進出の趨勢は時代の流れであるが、女性の出産、育児を支援するような職場全体の支援や、夫の協力を可能にするような、男性の勤務様式に関する根本的な見直しも必要となる。このように、従来は職場における作業環境や仕事の内容の安全性に意を注いできたが、出産・育児支援という観点から男女の勤務様態を再考する必要に迫られている。

　昨今、わが国において人口減少は大変深刻な問題となっている。一方先進各国におけるデータによると、女性の社会への参加が進むほど出生率も高くなる傾向がある（2014 データブック国際労働比較）。両者はさまざまな社会的状況により決定されるものであり、単純には働く女性が増えるほど人口が増えるとは断定しがたいが、少なくとも女性の就労が進むことは出産を阻害することにはならない。ただし、女性が仕事を長く続け、出産・育児に関わることができるためには、健康を維持しながら仕事を続けることが大前提であることは論をまたない。

　著者は40年近く産婦人科医として診療に関わってきたが、現在は働く人々の健康を守るという立場で社会的事業に関わっている。前述した如く、これまでは職業と関連する健康問題は主として男性を想定してさまざまな取り組みがなされ、法制化や一定のガイドラインが策定されている。しかしながら現在女性の社会進出が加速し、加えて少子化に直面している状況にある。性差を考慮しつつ、女性特有の生物

学的役割に基づいた女性の働き方の基本となるようなコンセンサスを、社会全体で形成する必要性が高まっている。

　本書は主として医学的立場に主眼をおいてまとめたものであるが、女性の働き方に関する議論の一助になればと願っている。また、実際仕事をしている女性の健康管理に役立つように具体的な対処法なども随所に解説を加えており、働く女性に向けたメッセージが盛り込まれている。さらに女性を雇用している事業所、あるいは働く女性の夫や家族の方々にも、勤労女性が抱えるさまざまな悩みや問題を理解し共感していただきたいという思いを込めて執筆したものである。

　また本書を、勤労女性を対象とした産業保健活動に活用していただければ本懐である。

平成27年7月

東京大学名誉教授
武谷　雄二

働く女性と健康 —多様な視点からのヘルスケア

Contents

刊行に当たって……………………………………………………… i
　　　　　　　　　公益財団法人 産業医学振興財団 理事長　櫻井 治彦
序　文 ……………………………………………………………… iii

I　働く女性と月経 …………………………………………… 1

1　月経の痛み …………………………………………………… 1
　Column　月経による休職の経済損失 ………………………… 3
2　月経痛への対処 ……………………………………………… 3
3　月経の量が多い（過多月経）………………………………… 5
4　過多月経への対処 …………………………………………… 7
5　月経に関連する気分の変調（月経前症候群）……………… 7
6　月経前症候群の対処法 ……………………………………… 9
　Column　月経前症候群はどういう意味がある？ …………… 9
7　月経による休職 ……………………………………………… 11
8　月経に関する社会の偏見 …………………………………… 12
9　月経時の過ごし方 …………………………………………… 13
10　夜勤の月経への影響 ………………………………………… 14
11　ストレスと月経 ……………………………………………… 15
　Column　男性ではストレスによる影響はあるか？ ………… 17
12　ストレスは月経関連症状を悪化させる …………………… 18
　Column　生理休暇の実態 …………………………………… 18
　Column　海外における生理休暇 …………………………… 21

II　働く妊婦の健康管理 ……………………………………… 23

1　妊娠中に気をつけること …………………………………… 23
2　働く妊婦の悩み ……………………………………………… 24

- 3 仕事をしている女性で流産が多いか ……………………… 28
  - Column マタハラとは？ ……………………………… 28
- 4 仕事を継続している妊婦では早産が多いか ……………… 31
- 5 仕事を継続している妊婦では胎児発育が遅れるか ……… 32
- 6 妊娠しても仕事を続けてよいか ………………………………… 32
  - Column 妊婦に対する法律 ……………………………… 33
- 7 産後の経過 ……………………………………………………………… 34
- 8 マタニティ・ブルーズと産後のうつ病 ……………………… 36
- 9 高齢出産とうつ ………………………………………………………… 38
- 10 産後も仕事を続けるために ……………………………………… 39
- 11 産後の復職の実情 …………………………………………………… 41
- 12 女性の社会進出と少子化 …………………………………………… 44
- 13 働く母親を支える外国の事情 …………………………………… 45
  - Column 妊娠、出産、育児のための経済的支援 ……… 46

Ⅲ 職業と女性の生殖 — 47

- 1 新たな課題－職業が関連する働く女性の生殖機能への影響 ‥ 47
- 2 女性の生殖機能への影響 ………………………………………… 47
- 3 職業が関連する危険因子 ………………………………………… 49
- 4 女性労働者に有害な就業は法で禁止 ………………………… 52

Ⅳ 更年期をどう乗り切るか — 53

- 1 更年期障害とは ……………………………………………………… 53
- 2 働く女性に更年期症状はどう影響するか …………………… 54
- 3 更年期障害への対応 ………………………………………………… 55
- 4 ホットフラッシュへの対応 ……………………………………… 56
- 5 閉経後の女性は心筋梗塞に注意 ………………………………… 58

V 夜間労働の健康への影響 — 61

1. 女性の夜間労働の増加 ……………………………………… 61
2. 夜勤のからだへの影響 ……………………………………… 61
3. 女性と夜勤 …………………………………………………… 63
4. シフト勤務とメタボリックシンドローム ………………… 63
5. 夜勤と不眠 …………………………………………………… 64
6. 夜勤による健康への影響に男女差がある ………………… 65
7. 夜勤とがん …………………………………………………… 67
8. 夜勤がなぜ乳がんと関係するのか ………………………… 68
9. 夜勤の生殖機能への影響 …………………………………… 69
10. 夜勤に伴う健康障害を防ぐにはどうするか ……………… 70

VI 勤労女性と婦人科疾患 — 73

1. 子宮内膜症 …………………………………………………… 73
2. 仕事と子宮内膜症 …………………………………………… 74
3. 子宮内膜症は未婚、不妊と関係する ……………………… 75
4. 子宮内膜症のある勤労女性の家族計画 …………………… 76
5. 子宮筋腫 ……………………………………………………… 76
6. 勤労女性と子宮筋腫 ………………………………………… 78
7. 勤労女性と不妊症 …………………………………………… 79

VII がんの治療と仕事の継続 — 81

1. がん治療と就労の両立 ……………………………………… 81
2. がんの治療による影響 ……………………………………… 83
3. 復職を容易にするためには ………………………………… 84
4. 乳がんと復職 ………………………………………………… 86

5	子宮がんと復職 ……………………………………………	88
	Column 女性らしさとは？ ………………………………	90
6	卵巣がんと復職 ……………………………………………	91

VIII 仕事とストレス — 93

1	ストレスとは ………………………………………………	93
2	ストレスに対するからだの反応 …………………………	96
3	女性のストレスの背景にあるもの ………………………	97
4	ストレスの原因は男女で異なる …………………………	98
5	ストレスの精神・行動への影響 …………………………	99
6	ストレスの身体への影響 …………………………………	99
7	ストレスに対する反応は男女で異なる …………………	101
	Column ストレス反応の性差は脳の違いによる ………	103
8	職場でのセクシュアルハラスメント ……………………	104
9	女性と介護ストレス ………………………………………	105
10	ストレスと動脈硬化/心疾患 ……………………………	106
11	ストレスがなぜ心疾患と関連するのか …………………	107
12	ストレスに負けない生き方をするには …………………	108
13	職場のストレスへの対処法 ………………………………	110
14	ストレスによる行動で注意すべきもの …………………	112
	Column 女性とアルコール依存症 ………………………	113
15	働く女性のストレス軽減には新しい常識が必要 ………	114

IX 働く女性とメンタルヘルス — 115

1	メンタルヘルスとは ………………………………………	115
2	メンタルヘルスの変遷 ……………………………………	116
	Column 休職理由からみた労働者の健康障害 …………	118

3 メンタルヘルスの不調はあらゆる分野で急増 ……………… 118
　　Column　メンタルヘルスの危機は就労前の若者にも及ぶ‥ 122
4 適応障害とは ……………………………………………………… 122
5 うつ病とは ………………………………………………………… 123
6 原因不明の身体症状はうつ病を疑う ………………………… 124
7 新型うつ病とは …………………………………………………… 125
8 メンタルヘルスの不調がもたらすもの ……………………… 126
9 メンタルヘルスの不調は遷延する……………………………… 127
10 メンタルヘルスの不調は離職につながる …………………… 128
11 メンタルヘルスの不調は気づきにくい ……………………… 129
12 働く女性とメンタルヘルス …………………………………… 130
13 女性とうつ病 ……………………………………………………… 132
14 うつ病の原因は男女で異なる ………………………………… 133
15 メンタルヘルスを維持するためには ………………………… 134
　　Column　メンタルヘルスに関する最近の国の動き ………… 136

X　女性によくある職業関連疾患　　　　　　　137

1 女性の職業関連疾患の特徴……………………………………… 137
　　Column　女性にもアスベストによる健康障害はあるのか‥ 138
2 筋骨格系の疾患は女性に多い ………………………………… 139
3 事務職と筋肉痛 …………………………………………………… 140
4 コンピュータと健康問題 ……………………………………… 142
5 皮膚疾患 …………………………………………………………… 143
6 下肢の静脈瘤 ……………………………………………………… 144
7 医療に関わる女性と健康 ……………………………………… 145

XI 女性と仕事をめぐって ── 147
- 1 女性は男性と同じ仕事をするのか……………………… 147
- 2 管理職は男女とも健康によくないか ………………… 148
- 3 シングルマザーにどのような支援が必要か ………… 151
  - (1) シングルマザーと就労 ……………………………… 151
  - (2) シングルマザーと健康 ……………………………… 152
  - (3) シングルマザーへの社会的支援 …………………… 152
  - Column シングルマザーの幸福度と少子化 …………… 153

付説 女性の就労の歴史 ── 155

あとがき …………………………………………………………… 159

参考文献 …………………………………………………………… 161

I 働く女性と月経

1 月経の痛み

　働く女性にとって、月経に関する悩みの中でも月経痛は非常に悩ましいものの一つである。月経には排卵を伴う月経と伴わない月経がある。前者は約28日周期で規則的に月経が起こり、後者は20〜24日と短い周期や40日以上という長い周期となることが多い。

　月経痛を伴うのは主に排卵を伴う月経であり、ほぼ28日前後で規則的に月経がある女性に多い。通常痛みとともに相当量の出血を伴う。初経以降の数年間、あるいは閉経が近くなるとしばしば無排卵の月経となる。したがって、初経以降月経が規則的に来るようになると月経痛がみられることがよくある。

　私どもが行った調査によると、月経痛（骨盤を中心とした痛みであり、下腹痛、腰痛など）がほとんどない女性は21.4％で8割近くの女性が何らかの痛みを経験している。月経がある女性の4人に1人が不規則な月経で、月経痛はほとんどないと回答していることから、規則的な月経をみる女性の大部分が何らかの痛みを感じていることになる。

　痛みがある女性のうちの58％は痛みがあっても、日常生活は普通に送っている。残りの42％の女性は、鎮痛剤が必要である。鎮痛剤により日常の生活が可能となるのは約1/3であり、2/3は鎮痛剤を用いても日常の生活に支障をきたしている。1回の月経で鎮痛剤の使用期間は1〜2日間が多いが、8.5％は3日以上使用している。

　これらの調査結果からも、就労女性にとって月経痛は大変つらいものであることが分かる。過去半年間に月経痛のために仕事を休んだり、仕事量を減らしたりしている女性はすべての女性のうちの27.3％であり、そのう

ち約半数は1～3日程度の休暇をとっているが、7日以上の休暇を要する場合もまれではない。仕事量を減らしている女性では、通常の仕事の半分程度に減らさざるを得ないと回答している。なお、月経痛のために1.1％の女性は離職または転職を余儀なくされている。

　仕事の内容は月経痛に影響する。立って仕事をする方が座業より月経時の痛みはつらく、鎮痛剤などを用いることが多い。また、月経時の夜勤は日勤と比較し、月経に伴う下腹痛、頭痛、およびイライラ感などが増強する。

　月経痛による仕事への影響は、年齢によっても異なる。月経時の痛みのために仕事を休まざるを得ない、あるいは仕事量を減らす女性の割合は20歳代では約35％、30歳代では約30％、40-44歳では21％、45-50歳では13％と、年齢とともに減ってきている。この理由として、一般に年齢とともに月経痛の程度が軽くなっていることも考えられる。また出産を経験すると月経痛は和らぐものであり、年齢とともに出産経験者の割合も高くなる。これに加え、年齢とともに月経時の対処法に慣れてくることや、責任ある立場にあるのでがまんしていることなどもある。

　月経の痛みは、主として子宮の中にたまった血液を押し出そうとするための子宮の収縮によるものである。ただ痛みの自覚には精神的な因子も関与し、月経の痛みを予期することによる不安も痛みを増強する。また仕事の量や時間が自分で調整できない、仕事の安全面に関する不安がある、あるいは同僚の協力が得られにくいといった職場環境にある女性では、月経痛が強くなる傾向がある。実際には、自分が月経痛で苦しんでいることに対して家庭や職場での理解があると答えている女性は57％であり、逆に43％は理解が得られていないと実感している。わが国においては働く女性の月経痛に関する社会の理解、協力はいまだ充分とはいえない。

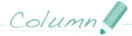

月経による休職の経済損失

女性が月経痛のため仕事ができなくなることは当人がもっともつらいのはいうまでもないが、社会全体からみても大きな経済損失である。私どもが平成12年に実施した調査結果を用い、月経痛のため仕事ができなくなることによる年間経済損失を試算した。すると平成10年度の人口動態や賃金の実体に基づいて計算すると、年間約3,800億円にも達するという結果となった。

2 月経痛への対処

　月経を軽くするために、さまざまな試みがなされている。まず、月経痛の原因となる婦人科疾患があるかどうかの確認が大切である。原因疾患があれば当然その治療を優先すべきである。なお、激しい月経痛と関連する疾患として、子宮内膜症、子宮腺筋症、生殖器の形態異常などがある。このような婦人科系の病気が原因で月経痛がみられる場合には、20歳以降に次第に月経痛が強くなったという訴えが多い。このような月経痛があれば、専門医の受診が必要である。もし放置しておくと月経痛で苦しむ以外に、将来子どもができにくくなるおそれがある。実際には3割ほどの女性が月経に伴う痛みで鎮痛剤を使用しているが、専門の医療機関を受診している割合は6人に1人程度である。残りの女性は、月経痛は当然のものとしてがまんしているか、気になっていても産婦人科を受診するというハードルが高く、受診をためらっているのだろう。

　10歳代で月経が規則的に来るようになってからずっと同じような月経痛が持続している場合には、婦人科疾患を伴わないことが多い。このような女性で痛みががまんできなければ、痛みがある時に市販の鎮痛剤を使用するのもよい。それでもがまんできない時には、専門医に相談してホルモ

ン剤などを服用することも考慮する。ホルモン剤は、ほぼ確実に月経の痛みを軽減する。なおホルモン剤を勧められない女性（血圧が高い、喫煙者、40歳以上など）もいるが、多くの女性はほぼ安心してホルモン剤を服用できる。ホルモン剤は、将来の不妊につながるような子宮内膜症の発生や月経の出血量が多いことによる貧血を予防する効果も期待できる。一部に言われているホルモン剤とがんとの関係については、月経のある女性に用いる限り、むしろ卵巣がんや子宮体がんの発生を抑える効果がある。

　月経痛で悩んでいる女性が重要な仕事を控え、それが予定月経時期と重なることが予想される時には、月経の時期を調節することも可能である。直前ではむずかしく、おそくとも数週間前に産婦人科を受診すれば、月経を早めるか遅くすることができる。

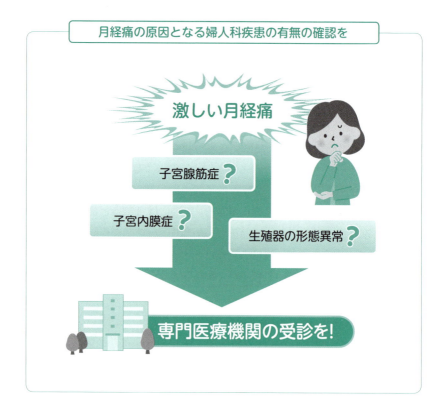

3 月経の量が多い(過多月経)

　働く女性にとって月経に関する苦痛の中で、月経の量が多いということが月経痛に次いで頻度が高い。また、月経痛と量が多いことを同時に訴える女性も多い。

　1回の月経で失う血液量はふつう20〜80mlであり、医学的には140ml以上だと過多月経ということになる。この定義によると、月経が規則的にある女性の6人に1人程度が過多月経といわれているが、自分自身は月経の量が多いと思っているのはそれ以上の割合である。しかし正確に出血量を測定するのは容易ではなく、実際には生理用ナプキンを付けていても1時間ももたず、しかもそのような状態が3時間以上続くと量が多いということになる。また鶏卵大以上の凝血塊が出る、あるいは就寝中にもナプキンを1〜3回取り換えなくてはならないようだと出血量が多いといえる。

　過多月経の原因としては、子宮筋腫、子宮腺筋症、子宮内膜の異常(子宮内膜ポリープ、子宮内膜増殖症など)、ホルモンのバランスの乱れなどがある。子宮筋腫や子宮腺筋症による過多月経は8日以上だらだらと続くこともよくあり、なかには1年の半分近く出血をみることもある。まれに肝疾患や血液疾患があり、そのため血が止まりにくく出血量が増えてしまうこともある。なお子宮がん(子宮頸がん、子宮体がん)でも多量の出血があるが、この場合には規則的にみられる月経の量が多いというよりは、月経と無関係に多量の出血をみる。また、子宮がんによる出血は閉経後にも起こる。月経と関係しない不規則な出血、あるいは閉経後に量にかかわらず出血をみたら早急に受診した方がよい。

　治療の要否は、原因となる疾患や貧血の有無ということになる。現時点で治療を必要とする原因疾患がなく、しかも月経が規則的で7日以内に月経がおさまり、貧血がなければ治療の対象にはならない。なお、過多月経による貧血は鉄欠乏性貧血である。

　貧血を疑うような症状は、階段を上るのに息切れがする、疲れやすい、心臓がドキドキする(動悸)といったことである。慢性的に貧血状態だと本人

はその状態に慣れてしまい、なかなか貧血の症状を自覚しないこともある。高度の貧血では仕事の能率の低下につながることもあるが、事務作業の場合には貧血そのものはあまり影響しないことが多い。ただし働いている女性の立場からは、月経がある女性の約3人に1人が月経の量が多いことが気になっている。医学的には治療の必要がなくても、月経が多めであるということは働く女性の悩みのひとつといえる。

過多月経の目安と原因

1回の月経量＝20〜80ml

↓

140mlを超えると…
（たとえばナプキンが1時間ももたない、鶏卵大以上の凝血塊が出るなど）

↓

過多月経

（原因）
子宮筋腫　　子宮腺筋症　　子宮内膜の異常　　ホルモンバランスの乱れ

↓

専門医受診を！

● 上記原因疾患のほかに、貧血の有無も診察の対象

4 過多月経への対処

　治療としては、明らかな原因がある場合には、原因疾患に対する治療が優先される。原因がはっきりしない場合では、鉄剤を補うことで貧血が改善すれば、しばらく鉄剤を服用する。過多月経にはさまざまな疾患が潜んでいる可能性もあり、専門医に相談する必要がある。その結果治療の必要はないといわれても、職場で1時間以内にナプキンを交換するようだと外出もできなくなり、仕事に支障をきたすことになる。このため仕事を辞めざるを得なくなることもある。必ずしも医学的には月経を減らす必要がなくても、仕事に支障をきたす場合には何らかの対応をせざるを得ないだろう。月経量を減らすためのさまざまな手段があるので、専門医に相談してほしい。また、予定される月経の時期に一致して出張などが予定されていれば、前述のように月経の時期を移動させることもできる。月経の移動は月経の直前ではむずかしく、おそくとも数週間前に医師に相談していただきたい。

　なお、月経量が多いということを心配して受診する場合は、月経量は月経ごとに変化することもあり、月経を数回経験して連続して出血量が多いことを確認してから受診した方がよい。明らかな原因疾患がなければ月経量は年齢とともに変わることもあるし、半年とか1年程度で過多月経が収まることもある。

5 月経に関連する気分の変調（月経前症候群）

　月経に関連した気分の変化は、働く女性にとって大きな問題となる。特に月経の前の3～10日の間にイライラ、気分の落ち込み、集中力の低下、頭重感、乳房痛、下腹部の膨満感、足のむくみなど精神的、身体的症状などにより日々の生活に影響が及ぶものを月経前症候群と呼ぶ。当然仕事にも支障をきたすことになる。したがって月経痛と同様、月経前症候群による産業経済的な損失は相当額にのぼるものと推定されている。

　月経前症候群に特徴的なこととして、これらの症状は基礎体温表を付け

てみると必ず高温期に発現し、月経が開始するとともに軽快する。月経とともに起こる、あるいは月経中にみられるイライラや頭痛などは月経前症候群ではない。なお、症状の組み合わせは人により異なる。また、月経前緊張症の特殊なものとして、気分の落ち込みが特に強いものがあり、これは精神疾患とみなされることもある。

　月経前症候群は最近ようやく注目されつつあるが、いままで世間の関心が低かった。生理休暇という言葉はよく知られており、月経の時の痛みはある程度理解されているが、月経と無関係の時期に女性が悩んでいることに対する男性の理解度はいまだ低い。上司が女性であっても、個人差があり説明してもなかなか理解してもらえないこともある。月経前症候群は比較的頻度が高く、女性の生活の質（QOL）を損ない、さらに職場における生産性の低下につながるものであるということを多くの人々が認識することは、女性の就労を後押しすることになるだろう。

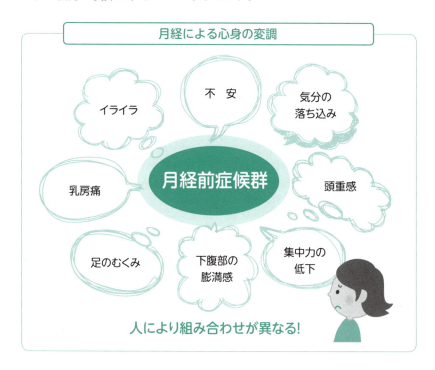

6 月経前症候群の対処法

　まず程度の差こそあれ、女性の半数以上が月経前にイライラなどの精神不安定、抑うつ気分などを経験し、それは卵巣が正常に機能しているためであるということを理解していただきたい。そのことでかなり不安が軽減し、次第にその対処法を身につけるようになる。

　月経前症候群は職場のストレス、職責が大きい、自分でコントロールできない仕事に就いていることなどにより増悪する。そのため、職場や家庭でのストレスをできるだけ減らすように努めることが重要だ。しかし仕事を減らすことや、責任の少ない仕事に移ることは実際には容易ではなく、以下のようなストレスによる影響を軽くするような生活の仕方をすることを心がけてほしい。

　エアロビクス、ヨガなどの運動は脳内の活性物資の産生を高めることでストレスを軽くし、気分を快適にする効果が期待できる。1日30分間程度の歩行でも、症状の改善がみられる。また月経前症候群の女性は睡眠のリズムが乱れがちであり、規則的な睡眠を習慣づけることが勧められる。

　食事としては、下腹部の膨満感やむくみがある時には塩分摂取を控えた方がよい。牛乳やチーズなどの乳製品を積極的にとり、アルコール類やカフェインは控えめにする。

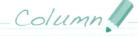

月経前症候群はどういう意味がある？

　月経前症候群はかならずしも病気ではないが、女性にとっては毎月周期的につらい思いをすることになる。大変理不尽ではあるが、何か生物学的意義があるのだろうか。あくまでも仮説ではあるが、以下のような説明が可能である。

1 女性は通常月経開始の約2週間後に排卵日を迎え、この周辺が受胎可能日となる。もし受精が成立したら排卵日から約7日後に

受精卵は子宮に到達し、その壁に付着して胎芽（胎児になる前段階であり、形態的にまだ胎児の形をとっていない）としての発育を開始する。これを着床といい、いわば妊娠の成立といえる。妊娠の初期は、妊娠が順調に進むかどうかといった意味においては大変不安定な時期である。胎芽の発育にとっては、母体が無理をしないことが望ましい。ところが、多くの女性は排卵後7〜14日間（つまり着床の前後に相当する）は月経前症候群様の状態になることで、活発な行動が抑えられる。そのため、結果として無茶な生活を避けることになる。このことは、女性にとってはつらいことであるが、妊娠が順調に進行することに寄与することになる。

2 そもそも女性が男性と接する生物学的意義は生殖にある。排卵期を除けば生殖のチャンスはない。むしろ、生殖に結びつかない男女の関係は性感染症などを誘発し、自らの健康を損ね、さらに生殖能力をも低下させる。このため、排卵後には女性をブルーな状態にさせ、性的行動を抑制しているという解釈もある。

3 月経前症候群以外にも、女性にとっていくつかの苦痛がある。例えば、妊娠初期にみられるつわりである。食べ物をみただけで胃がむかむかして嘔吐をすることもある。ひどいと体重が10％以上減少し、脱水症状を起こすこともある。しかし、つわりは単に女性を苦しめるためのものではなく、それなりの意味がある。人類が狩猟や原始的な農耕生活を送っていた時代には食物の種類は限られており、しかも季節によってはほとんど同じ物を毎日食べていたのだろう。一方、現代人は食物の流通機構が発達し、さまざまな食材をバランスよく摂取できる。このような食文化では、妊婦にとって好ましくない食材はほとんどないといってよい。しかし、多くの食材は毎日それのみを主食として摂取すると、胎児にとって悪影響を及ぼすことになる。特に、妊娠初期に特定の食材のみをとると胎児の異常につながることもある。妊娠初期には胎児発育のために多めの食事をとる必要もなく、食材が限られていた時

代にはむしろ食べない方が胎児にとって安全ということもある。つわりが生じて母親の食欲を抑えることで、胎児を守っていたといえる。このように女性のみが苦しむ生理的状況があるが、いずれも元気な子どもを生むための自然界の巧妙なしかけといえる。男女とも女性の生理をよく理解し、男女の共同作業で現在および未来の幸せや社会の繁栄があることを肝に銘ずるべきである。このような男女の役割の特徴を考慮して男女の就労問題を議論する必要がある。男女の就労を議論するのは画一的な対等論や男女間での平等、不平等といった論争ではなく、男女はホモサピエンスという同じ種に属し、運命を共にするといった大所からの視点が重要である。

7　月経による休職

　月経は働く女性にとってわずらわしい、または不快な出来事である。男女が同じ条件で働くことがたてまえではあるが、月経は女性にとって不利な条件ともなる。労働基準法に生理休暇について規定されているが(注)、月経の時に自動的に休暇をとることは認められておらず、月経のたびに休んでいる女性はほとんどいない。

　事業主からすると、月経時の休暇を欠勤扱いにすることも違法となるものではない。現在、月経時の休暇の扱いは年次有給休暇に含む、あるいはそれ以外の有給、無給の休暇、または一般傷病休暇などさまざまである。月経時の休暇の扱いは会社により異なる。

　もし月経時の休暇を年次有給休暇の枠外の有給の休暇扱いにすると、医学的に休暇を必要とする理由がない月経でも休暇を要求する、あるいは多くの女性労働者が定期的に休暇を請求するというようなモラルハザードを招く恐れも出てくる。一方、月経時の休暇をとりやすい労使の協定にすると、あってはならないことではあるが、一部の雇用者は女性の採用を躊躇し、女

性の平等雇用の原則が妨げられるおそれもある。このように、月経時の就労に関してはなかなか医学的な判断のみで決めかねる状況にある。そのため本当に生理休暇が必要である女性が、人知れず痛みに耐えて就業しているという現実があると思われる。

月経が理由であろうとなかろうと、就業が著しく困難な勤務者を強制的に就業させることは医学的にも人道上も許容されないものである。このように考えると、正当な休暇理由を月経による苦痛に限定することには無理がある。

一方、確かに月経痛で就業不能となる場合はあるが、そのことを客観的に証明するのは容易ではない。月経の痛みが日常生活に影響し、治療を求めるような状態を医学的には月経困難症というが、この診断も本人の訴えに頼らざるを得ない側面が多い。月経痛のために休職する場合には、このような月経困難症であるという診断書が必要となる。

(注)第68条に「使用者は、生理日の就業が著しく困難な女性が休暇を請求したときは、その者を生理日に就業させてはならない」と規定されている。

8 月経に関する社会の偏見

わが国は世界に先駆けて月経時の女性を保護する制度を策定したが、現実に休暇を請求するのにはさまざまな問題がある。最も困惑することは、月経という特にデリケートな個人情報が露見することである。月経時の休暇が職場で知られることは、周囲の男性の目のみならず女性の目も当人にとっては相当つらいものがある。上司が男性の場合には、まったく想像がつかないことなのでむしろ同情的な場合が多いようだが、確認のために詳細に痛みの様子を聴取するとセクハラ扱いにもなりかねないので、男性の上司は遠慮する場合が多い。上司が女性の場合には、同性故に女性特有な悩みを受け付けないような態度をとることもある。女性の上司は、得てして自分の個人的経験に基づいて月経中の休暇は甘えであるとして、はねつけることもある。一部の女性では、月経時の苦痛はすべての女性にとって

同程度と思っていたり、自分は耐えてきたので、自分の部下に対してもそれで仕事を休むということを許さないのだろう。逆説的な言い方だが、懸命に社会人としての責任を果たしている女性が、女性特有の身体状況に対しむしろきびしい目でみることにより、結果的には女性の生理現象に対し理解を示せない・示していないという事例が見聞される。

　社会参画における男女間の平等性、機会均等は当然保障しなくてはならないが、いかんともしがたい生物学的相違がある。お互いの特性を活かして社会は円滑に営まれている。双方が、それぞれの生理学的特性を理解した上で、役割分担や仕事の内容を状況に応じて柔軟に判断していく必要がある。男女がお互いの役割を正しく認識し、理解しあって社会を維持していくという"良識"が問われている。月経時の休暇も、このような"社会良識"のもとに本来の趣旨を体して運用されることが望まれる。わが国においては現在徹底した合理化が進んでいるが、このことで男女とも相手のことを思いやる気持ちが薄れることが懸念される。

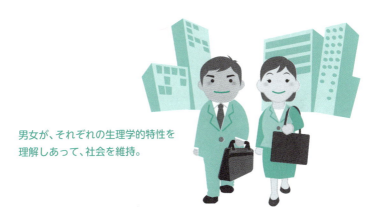

男女が、それぞれの生理学的特性を
理解しあって、社会を維持。

9　月経時の過ごし方

　月経時でも通常の勤務を行うことは何ら問題ない。生理休暇も法的には認められているが、多くの勤労女性は月経中に仕事の量を減らすことはしていない。しかしながら、勤労女性における月経中の作業能率は、職種によっ

ては若干低下する者もある。一般的には座位で過ごす時間が多い職種は影響が軽度といえる。

　月経に伴う下腹部痛、倦怠感などで仕事の量、勤務時間などを制限せざるを得ないこともある。月経を軽くするには、気分転換やストレスを軽減するための歩行、水泳、ダンスなどの運動や趣味などに時間を費やすことなどが勧められる。

　市販の鎮痛剤でも痛みが治まらず仕事に支障をきたす場合や、痛みが次第に増強するようならば、専門医を受診し原因疾患の有無をチェックしてもらうといいだろう。必要に応じ、鎮痛剤やホルモン剤が用いられることもある。

運動や趣味などで、
気分転換やストレスを
軽減。

10　夜勤の月経への影響

　海外の調査であるが、夜勤を含む不定期な勤務を行っている女性の53％において月経周期に乱れが生じていた。一方、夜勤をしない女性では約20％程度の割合であり、夜勤は明らかに女性の月経周期を乱すようである。ここでいう月経周期とは、月経の間隔が延長したり短縮したりすること以外に、月経はほぼ規則的にみられるが高温相が短縮（排卵から月経開始までの期間が10日以下となり、不妊などの原因となり得る）するということも含まれている。

　話は少し複雑になるが、夜勤をしなくても不規則な勤務に従事している女性は月経周期が乱れることが報告されている。また、ヒトにおける排卵

を調節するホルモンの分泌動態は、1日の時間帯において特徴的な変化、すなわち日内リズムがみられ、これが規則的な月経の発来に必要と考えられる。排卵に関わるホルモンの日内リズムは、精緻な調節のもとになされている。不規則な生活パターンにより日内リズムが乱れ、その結果排卵が遅れたり、不完全な排卵(質の高い卵ができず、妊娠しづらくなる)となることもあるだろう。つまり、勤労女性にみられる月経周期の乱れの原因は、夜勤などによるストレスや睡眠不足に加え、日内リズムの乱れといった内因的な因子も関連していると思われる。なお、月経周期が不規則になることが直接健康障害につながるものではないが、慢性的なストレスにさらされていることの警鐘であることや、妊娠しにくくなっている状態といえる。さらに月経の時期が予想できなくて困ることや、あるいは何か婦人科的な病気があるのかといった不安な状態にさせることにもなる。

11 ストレスと月経

ストレスが大きいと、これまで順調であった月経がこなくなったり(無月経)、不規則(月経の間隔が長くなる、あるいは短くなる)になったりする。なお、ストレス以外に妊娠、40歳代後半という年齢、糖尿病や甲状腺疾患、過度の肥満やダイエット、激しい運動、ホルモン剤や精神疾患関連などの薬剤の服用、アルコールの過剰摂取などは、すべて月経を乱す原因になる。したがって、これらの月経を乱すような特別な原因がないにもかかわらず月経が乱れてきたら、ストレスによりからだが音を上げている可能性が高い。本人は自覚していなくても、卵巣機能はストレスに敏感に反応する。逆に月経が順調ならば、ストレスによる影響は比較的軽いということになる。ストレスに対する感受性は各人で異なり、同じ仕事をこなしても一律に月経に影響が出るわけではない。また、身体的なストレスより精神的なストレスの方が月経の異常を起こしやすい。

ストレスがあると、副腎からアドレナリンや副腎皮質ホルモン(コルチゾール)などのホルモンの分泌が促される。これらのホルモンが増えるとからだ

は非常事態であると認識して、生殖機能を抑えるように反応する。この結果、卵巣機能が乱れることになる。非常事態に直面すると、まず自分の生命を維持することを優先し、子どもを作るということは後回しにしようとするのは当然である。

　では、月経が乱れたらどうしたらよいのだろうか。ストレスが原因で無月経（3カ月以上月経がない）となった場合は、エストロゲン分泌が高度に低下していることになり、長い間放置するわけにはいかない。具体的には骨量が低下して骨がもろくなることや、血管の老化が進みやすくなる。また月経の周期が不規則でも、月経があればエストロゲンの分泌はある程度保たれていることが多いので、直ちに健康上の問題とはならない。しかしストレスが原因ならば、メンタルヘルスや血圧などへの悪影響も予想され、なんらかの対処が必要となる。またストレスと無関係の場合には、その原因を探る必要がある。

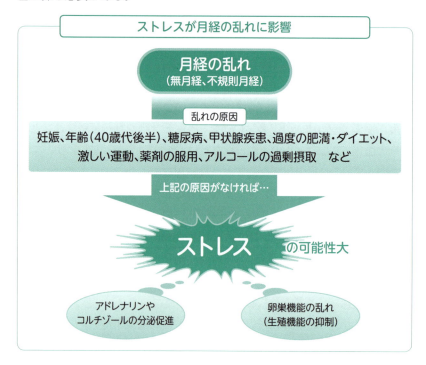

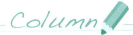

男性ではストレスによる影響はあるか？

　男性の場合には、ストレスによる生殖機能への影響はあるのだろうか。月経の異常のようにわかりやすい変化はないが、心身のストレスにより精子の数や運動性が低下することが知られている。また慢性的なストレスにさらされている男性では、当然コルチゾールは増えているが、逆に生殖に重要な役割を果たす男性ホルモン（テストステロン）は低下している。男女ともストレスに直面して、何とか生きることに精一杯な時期には生殖機能は無用であり、それを真っ先に切り捨てようとするのはもっともなことである。現在わが国では少子化が社会問題となっているが、仕事によるストレスが男女とも不妊の原因になっている事例は相当数あるだろう。ただ問題なのは、当人は自覚していないということである。

　仕事のストレスが不妊の原因となり得ることを述べたが、失業している男性でもテストステロンは低下し、生殖機能の低下がうかがえる。心身を磨耗しない程度の仕事に従事して社会と関わっていくことが、精神の健康の維持のみならず、性機能の健康にも大切なことである。翻って現在正規職員は忙しすぎてストレス過多のことが多く、他方、非正規職員あるいは職に就けない者も当然ストレスがある。もちろん未婚者が多いことも少子化の原因であるが、既婚者でも正規職員かそれ以外であってもストレスの影響を受けていることが多い。このことで生殖能が男女とも低下することも、現在の少子化の一因となっているだろう。

12　ストレスは月経関連症状を悪化させる

　月経を有する女性の半数以上が月経痛で悩んでいる。月経痛を有する確率はストレスの有無で異なることが、勤労女性を対象とした調査で示されている。ストレスがある女性の44％は強い月経痛があるが、ストレスが比較的軽い女性では22％であった。

　月経前症候群の症状であるイライラ、気分の変調、集中力の低下、うつ傾向などの精神症状や乳房痛、おなかが張るといった身体症状は、ストレスにより増悪するという調査結果がある。月経前症候群は月経周期の後半から月経が起こるまでの期間に特徴的な症状を訴えるが、同一女性でも当該月経周期にストレスがある場合には症状が重くなる。ただし、月経前症候群の症状にはストレスによるものが重複しており、加えて月経前症候群の症状がストレス感受性を高めていることもあるだろう。

Column

生理休暇の実態

　わが国においてはすでに1920年代に労働組合は生理休暇を要求していたが、実際に法制化されたのは1947年である。その条文には、「使用者は生理日の就業が著しく困難な女子又は生理に有害な業務に従事する女子が生理休暇を請求したときは、その者を就業させてはならない」というような記載がなされていた。わが国は、世界に先駆けて生理休暇というものを策定した。このため"セイリキュウカ Seirikyuuka"は国際語として用いられることがある。

　しかし、"生理休暇"とはわが国特有のあいまいな表現である。なぜならば"生理"とは健康人が生命維持するために内因的に生起する生体現象であり、それに関する休暇とは理屈が通りにくい。条文にある"就業が困難な状態"とは、生理的か病的かがあいまいなためにあえてこのような不明瞭な言い回しになったのであろう。1985年に改正された条文（労働基準法第68条）では「使用者は、

生理日の就業が著しく困難な女性が休暇を請求したときは、その者を生理日に就業させてはならない」と規定している。これは1947年の法令を基にしたものであるが、背景には雇用における男女の差別をなくすことを意図とした「男女雇用機会均等法」が成立し、それに伴い労働基準法が改正され、上述の如くの条文が制定された。文言上はこのような表現となるが、それが含意することは就業が困難な女性を単に休ませようというものではなく、女性、母性、月経に対する社会の正しい認識を促し、社会における女性の役割や女性の自立性に関する理解を深めることを意図したものと解釈したい。

月経に伴う苦痛のために日常生活に影響が出る女性は約4人に1人であり、就労女性の欠勤理由として最も多いと思われる。そのため労働基準法で休暇を請求する権利を明記したことは妥当であろう。

休暇はあくまでも本人からの申請に基づいて認められるものであり、診断書は不要である。また、休暇の期間に関しては個人差があり限定されていない。もし雇用者が理不尽に休暇を認めない場合には、「30万円以下の罰金」という規定がある。

さて、医学的には月経を意味する"生理"という用語はないが、法律用語として"生理"が用いられている。世間では月経を生理というように婉曲に表現しているため、法律でもそれにならったのだろう。労働基準法で定めている「生理日の就業が著しく困難」な状態を、医学用語である"月経困難症"に置き換えて判断することになるのだろう。しかし、月経困難症は医師が判断する診断名である。月経中の休暇の請求には医師の診断書は不要ということであり、そのため厳密な解釈をあえて避けるために生理という表現としたのだろう。

また特筆すべきこととして、1985年度の法令では生理休暇という文言の記載はない。生理休暇という表現を用いた場合、月経時に全員に強制的に休暇を取らせるかのごとくの響きがある。また、生理（月経）があたかも病気のようなイメージを与えるおそれ

がある。女性は毎月病気になるのだということが通説となると、女性の社会進出、社会的立場に影響を及ぼす懸念も生じてくる。そのため、1985年の改正条文では"生理休暇"という表記を控えたのだろう。

しかしながら、現実には"生理休暇"という言葉が広まり、あたかも改正条文も"生理休暇"に関する規定とみなされがちである。このことが、現在でも実際に第68条の解釈があいまいとなっている所以である。本来は、月経時の身体状況が就労を困難にする女性のみが休暇を請求できるようにすることを意図したのであろう。しかしながら、現実は勤労女性が"就業が困難な月経"を理由として休暇を請求することは極めてまれとなっている。仕事に支障をきたす程度の月経痛がある場合には、有給休暇あるいは体調不良という理由で休暇をとっていることが多い。したがって、女性に特有な健康上の配慮をした労働基準法第68条は、実質的には空文化されている。わが国において月経による苦痛のための休暇を法律で認めていることは世界的にも注目されているが、実際は形骸化しており、女性に優しい制度として運用ができていない。

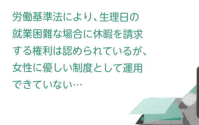

労働基準法により、生理日の就業困難な場合に休暇を請求する権利は認められているが、女性に優しい制度として運用できていない…

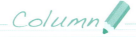

海外における生理休暇

"生理休暇"は欧米諸国にはなく、女性の就労に対するきめ細かい配慮といってもよいだろう。韓国、インドネシア、フィリピンなどではそれに近い制度はあるようだ。さらに台湾でも休暇は認められているが、医師の診断書を要求する会社もあるようだ。

月経中の女性を擁護するという意識は、アジア諸国で特に高いのだろうか。事実は女性の社会的地位が低いため、わざわざ女性の就労を法令で規定しないと女性の健康を守ることができないということのようだ。なお、中国では生理休暇に関する法制化はなされていないが、揺れ動いているようだ。男性の反対もあるが、女性側の意見もさまざまである。多くの女性は月経というプライバシーを知られたくないと考えている。

アメリカでは性による差別をしないが、生理休暇などといった女性を特別保護することも一切しないということが徹底している。カナダでも生理休暇はないが、アメリカのようにまったく配慮しないというわけではない。最近ロシアでも生理休暇の導入が検討されたが、女性解放論者の猛反対のために頓挫している。以上のごとく就労女性の月経時の勤務の取り扱いは、国により異なっている。おそらく各国における女性の社会的地位や月経に関する社会文化的な意味づけの相違の表れであろう。

Ⅱ 働く妊婦の健康管理

1 妊娠中に気をつけること

　妊娠中の女性の健康を守ることは、元気な赤ちゃんを産むために大変重要なことである。妊娠の初期（妊娠6週から12週ぐらいまで）には、つわりで悩む女性が多い。これ自体は異常ではないが、時に嘔吐が激しく、摂食が困難となると脱水状態を起こすことがある。この場合には、入院して補液などを行う。また、妊娠することで食欲が減退したりして体力が低下し、これまで行ってきた仕事を行うことが困難となることがある。こういった場合は速やかに上司と相談し、仕事を軽くする、勤務時間を短縮するなどの対応をしてほしい。

　妊娠中にみられるいかなる出血も異常ではあるが、特に妊娠初期にみられる出血は、切迫流産の可能性が高い。切迫流産とは、流産の危険性がある状態ということである。超音波検査で胎児が順調に発育している場合にはいずれ出血がおさまり、その後妊娠は順調に進行することが多い。妊娠の継続が不可能と判断されない限り、なるべく安静にして経過をみることになる。

　妊娠20週を過ぎると、おなかが張ることがよくある。この場合、子宮の収縮によるものなのか、腸の動きが悪くなって腸内にガスがたまったり、あるいは便秘によるものなのか、を区別することが大切である。子宮の収縮によるおなかの張り、痛みは、流産や早産の前兆となるので注意が必要となる。子宮の収縮は手で触れてみると下腹部が固くなり、安静にするとそのうちやわらかくなるという特徴がある。

　妊娠後半になると血圧の上昇、たんぱく尿などがみられることがある。これは妊娠高血圧症候群といわれ、胎児の発育障害、早産、あるいは重篤な

妊娠合併症である常位胎盤早期剥離や、全身のけいれん発作を伴う子癇(しかん)などの誘因となる。妊娠高血圧症候群の増悪を防ぐには、安静が最も重要である。そのほか妊婦には腰痛症、足や外陰部の静脈瘤、痔などがよくみられる。

このように妊娠の合併症の多くは安静が最も効果的な予防・治療法であり、働く妊婦にとって無理にならない範囲で仕事を継続することが大切である。

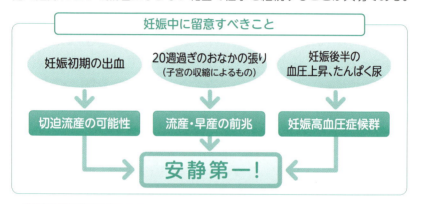

2　働く妊婦の悩み

平成19年度の女性労働協会の調査によると、妊娠してもできるだけ仕事を続けたいという女性が85.3％であり、妊娠したら仕事を辞める予定であるという女性は10.7％である。しかし実際には妊娠、出産により仕事を辞める女性ははるかに多い。平成22年度の調査では有職女性が第1子出産後に仕事を継続している割合は40％に満たない(国立社会保障・人口問題研究所資料)。退職した時期の詳細は明らかではないが、妊娠中に離職したケースもかなりあるだろう。わが国においては、妊娠・育児と仕事を両立させるためのさまざまな支援制度が導入されてきてはいるものの、いまだ両立は困難な状況にある。

職場の上司に、いつ妊娠のことを報告するかを悩む女性が多い。特に妊娠初期には、つわりや出産に対する不安などで精神的に不安定になりやすいので、受診して妊娠および分娩予定日が確認されたら直ちに上司に報告

した方がよい。

　例えば自分が中心となって進めてきたプロジェクトを手掛けている場合などには、職場に迷惑をかけてしまうことが心苦しく思われたり、妊娠を告げることでせっかく積み重ねてきたキャリアが中断してしまうことが心配となることもあるだろう。また、そのため妊娠を継続すべきか迷うこともあるだろう。しかしながら自分が望む時に必ず妊娠できるわけでなく、年齢とともに妊娠がむずかしくなり、たとえ妊娠に至っても母児の異常の発生率は30歳代後半になると増加することを踏まえると、子どもに恵まれたことを率直に喜んでほしいと思う。女性の社会進出をサポートしようとする機運が高まっており、育児と仕事を両立しようとするならば、若いうちに出産を経験できると、長期的にはその両立を成就しやすくなるだろう。

　さらに、妊娠中の勤労女性には、定期的な妊婦健診を受けるための休みがとりにくいという悩みも多い。また、がまんできないようなつわりや出血があっても、診断書がないと仕事を休みづらい。満員電車を避けるための時差出勤の申し出をしづらいということもよくある。しかしこれらのことで妊婦が悩むことがないように、労働基準法や男女雇用機会均等法でも母性保護をうたっており、事業主はそれを遵守する義務を負うことになる。主治医などから事業主に対する医学的な指導内容が記入されている「母性健康管理指導事項連絡カード」(次ページ：厚生労働省のホームページから様式をダウンロードできる)を利用することで職場の理解を得てほしい。これには妊婦の健康状態とそれに見合う仕事時間の短縮、仕事の負荷の軽減などの指示が記入されている[注]。職場に遠慮して無理な勤務を続けた末に、早産や未熟児などの異常児の出産に至り、その結果子どもに何らかの問題があるケースなどもある。そうすると、母親は後悔の念を抱き、後々まで辛い思いをしてしまう場合もある。また、未熟児などの場合には、養育の負担が大きく、復職がむずかしくなることもある。

[注]「母性健康管理指導事項連絡カード」の使い方については、①妊娠中及び出産後の健康診査等の結果、通勤緩和や休憩に関する措置などが必要であると主治医等に指導を受けたとき、連絡カードに必要な事項を記入して発行してもらう、②女性労働者は、事業主に連絡カードを提出して措置を申し出る、③事業主は連絡カードの記入事項にしたがって時差通勤や休憩時間の延長等の措置を講じる、という流れになる。

母性健康管理指導事項連絡カード

平成　　年　　月　　日

事業主殿

医療機関等名　_____

医師等氏名　_____　印

下記の1の者は、健康診査及び保健指導の結果、下記2～4の措置を講ずることが必要であると認めます。

記

1. 氏　名　等

氏名		妊娠週数	週	分娩予定日	年　　月　　日

2. 指導事項（該当する指導項目に○を付けてください。）

症状等			指導項目	標準措置
つわり	症状が著しい場合			勤務時間の短縮
妊娠悪阻				休業（入院加療）
妊娠貧血	Hb9g/dl 以上 11g/dl 未満			負担の大きい作業の制限又は勤務時間の短縮
	Hb9g/dl 未満			休業（自宅療養）
子宮内胎児発育遅延	軽症			負担の大きい作業の制限又は勤務時間の短縮
	重症			休業（自宅療養又は入院加療）
切迫流産（妊娠22週未満）				休業（自宅療養又は入院加療）
切迫早産（妊娠22週以後）				休業（自宅療養又は入院加療）
妊娠浮腫	軽症			負担の大きい作業、長時間の立作業、同一姿勢を強制される作業の制限又は勤務時間の短縮
	重症			休業（入院加療）
妊娠蛋白尿	軽症			負担の大きい作業、ストレス・緊張を多く感じる作業の制限又は勤務時間の短縮
	重症			休業（入院加療）
妊娠高血圧症候群（妊娠中毒症）	高血圧が見られる場合	軽症		負担の大きい作業、ストレス・緊張を多く感じる作業の制限又は勤務時間の短縮
		重症		休業（入院加療）
	高血圧に蛋白尿を伴う場合	軽症		負担の大きい作業、ストレス・緊張を多く感じる作業の制限又は勤務時間の短縮
		重症		休業（入院加療）
妊娠前から持っている病気（妊娠により症状の悪化が見られる場合）	軽症			負担の大きい作業、ストレス・緊張を多く感じる作業の制限又は勤務時間の短縮
	重症			休業（自宅療養又は入院加療）

症　状　等			指導項目	標　準　措　置
妊娠中にかかりやすい病気	静脈瘤	症状が著しい場合		長時間の立作業、同一姿勢を強制される作業の制限又は横になっての休憩
	痔	症状が著しい場合		
	腰痛症	症状が著しい場合		長時間の立作業、腰に負担のかかる作業、同一姿勢を強制される作業の制限
	膀胱炎	軽症		負担の大きい作業、長時間作業場所を離れることのできない作業、寒い場所での作業の制限
		重症		休業（入院加療）
多胎妊娠（　　　　　胎）				必要に応じ、負担の大きい作業の制限又は勤務時間の短縮 多胎で特殊な例又は三胎以上の場合、特に慎重な管理が必要
産後の回復不全		軽症		負担の大きい作業の制限又は勤務時間の短縮
		重症		休業（自宅療養）

標準措置と異なる措置が必要である等の特記事項があれば記入してください。

3. 上記2の措置が必要な期間
　（当面の予定期間に○を付けてください。）

| 1週間（　月　日　～　月　日） |
| 2週間（　月　日　～　月　日） |
| 4週間（　月　日　～　月　日） |
| その他（　　　　　　　） |

4. その他の指導事項
　（措置が必要である場合は○を付けてください。）

| 妊娠中の通勤緩和の措置 | |
| 妊娠中の休憩に関する措置 | |

［記入上の注意］
(1)　「4. その他の指導事項」の「妊娠中の通勤緩和の措置」欄には、交通機関の混雑状況及び妊娠経過の状況にかんがみ、措置が必要な場合、○印をご記入ください。
(2)　「4. その他の指導事項」の「妊娠中の休憩に関する措置」欄には、作業の状況及び妊娠経過の状況にかんがみ、休憩に関する措置が必要な場合、○印をご記入ください。

指導事項を守るための措置申請書

上記のとおり、医師等の指導事項に基づく措置を申請します。

　　平成　　年　　月　　日

　　　　　　　　　　　　所　属　　　　　　　　　　　　　　　

　　　　　　　　　　　　氏　名　　　　　　　　　　　　　　印

事　業　主　殿

この様式の「母性健康管理指導事項連絡カード」の欄には医師等が、また、「指導事項を守るための措置申請書」の欄には女性労働者が記入してください。

3　仕事をしている女性で流産が多いか

　流産とは、胎児のもとになる胎芽を取り囲むスペース(胎囊)が超音波検査にて確認されてから、胎児が子宮外での生活が可能になるまで(妊娠22週未満)の間に妊娠が終了してしまうことをさす。多くは妊娠10週ぐらいまでに起こり、全妊娠の10〜15％程度は流産となる。流産の原因は多様であるが、多くは高度の染色体異常などがあり、運命的に成長できない胎児が淘汰された結果である。つまり母体の仕事の有無、仕事の内容とは直接関係しないものが多い。

　一般には妊娠してから安静にしていても、普通の生活を送っていても流産率には差はない。しかしながら、きつい仕事がまったく流産の原因とは無関係とは言い切れない。もし重労働が関係したとしたら、胎児そのものの異常ではなく、妊娠がある程度進行した時点で流産に至るような場合であろう。

　これまでの多くの研究をまとめると、深夜の仕事は流産率が1.5倍程度高くなる。3交代制の勤務、週40時間を超える勤務、重たいものを持ち上げる仕事、1日6時間以上立ちっぱなしの仕事、肉体労働などは1.1〜1.3倍程度流産率が高まるようだが、必ずしも一定の結果が得られているわけではない。実際には仕事がきつくてからだがもたない、疲労がとれないという場合には、仕事の内容や量を上司と相談してほしい。なお、量の多少に関わらず出血がある、あるいは月経痛のような下腹部痛があれば流産の兆候なので、速やかに受診する必要がある。

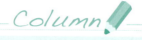

マタハラとは？

妊娠すると、これまで通りの勤務ができなくなることがある。すると職場の同僚の負担が増すことになり、「なぜ私があなたの仕事の分までカバーしなくてはいけないのか」、「妊娠したら周り

に迷惑をかけないように仕事を辞めたらいいでしょう」などの声があがり、妊娠した就労女性は精神的に落ち込むなどつらい経験をする場合もある。さらに残業や夜勤を強要されたり、仕事の能率が低下したという理由で給与を下げられる、妊娠したことを告げると正社員からパートタイムへと労働契約の変更を迫られることもある。一方、妊婦は自分だけわがままを言っているように思われたくない、仕事を失いたくない、周囲に負担をかけたくないなどの理由でつい無理してしまい、その結果流産や早産になることもある。

　このように、働く女性が妊娠、出産、育児などにより職場で精神的、肉体的に不当に扱われることを「マタハラ」（マタニティハラスメントの略）という。妊娠・出産による解雇や雇い止め、降格、配置転換などはマタハラであり、違法性を問われることになる。マタハラは、働く女性ではセクハラ、パワハラと並び深刻な問題であり、仕事の継続を妨げる原因の一つでもある。先般、病院勤務の理学療法士が妊娠・出産に伴い軽易な作業への転換とともに役職を解かれ、復帰後も元の役職に任ぜられなかったことを違法として訴えていた裁判で、最高裁は、違法ではないとした原判決を破棄し、高裁に差し戻したことは記憶に新しい。

　日本労働組合総連合会の調査では、4人に1人がマタハラの被害にあっているということである。また、妊娠・出産を契機として退職した女性は6割以上に達するが、かなりの女性はマタハラ類似の経験により退職せざるを得なくなったのかもしれない。

　近年、仕事に就く女性は増えているが、妊娠・出産を契機に退職する割合は一向に改善されない。退職した理由の中で、7.7％は自分の意志に反して解雇または退職を勧奨されたものであった（三菱UFJリサーチ＆コンサルティング「両立支援に係る諸問題に関する総合的調査研究」平成20年度）。このように、妊娠・出産は依然としてキャリアを伸ばしていきたいという女性にとって大きな壁となっている。女性だけの努力では解決できないものであり、少子化に直面している現在の社会全体が、この問題に真剣に取り

組まなければならない。
　マタハラは、女性の権利を守る労働基準法や男女雇用機会均等法に抵触するものである。現在マタハラに関する労働局への相談は著しく増加しているが、おそらく相談を持ちかけるのは氷山の一角であろう。
　現在女性にとってマタハラはセクハラ以上に切実な問題となっている。職場の合理化が進んだ結果、ゆとりがなくなり、妊婦を含め弱い者をいたわり、お互いに助け合おうという雰囲気が後退しているためなのかもしれない。なお、マタハラの加害者は必ずしも男性というわけではない。
　マタハラはその被害者にとっては大変つらい経験であるが、これから妊娠しようと思っている女性たちは、マタハラの現場を目撃すると妊娠することをためらうことにもなる。その結果、少子化は一層進む。セクハラに関する対策は周知されつつあるが、マタハラがいかに深刻であるかということの浸透度は低い。なお、マタハラはわが国のみならず、世界各国で問題化している。アメリカでは子どもがいる女性の7割以上は働いているが、その多くがマタハラに悩まされている。アメリカではマタハラは差別とみなされており、さまざまな差別のなかでも特に件数が急増している。ヨーロッパでも、マタハラは性差別の一種としてきびしく取り締まられている。カナダでは、もしマタハラが発覚したら、かなりの罰金が事業主に科せられる。このように、世界各国でマタハラに対する法的措置がとられているということは、いかにマタハラが横行しているかということを物語っている。人権を最も重視する国とみなされるイギリスでも、同様な事態がみられている。
　女性の権利を守ることは、女性のみならず家族、夫にとっても望ましいことである。また労働人口を確保すること、安心して子どもを産むことができる社会とすることは国策ともいえる。働く女性を皆で守ろうとする意識を社会全体で高めていくことが大切である。

4 仕事を継続している妊婦では早産が多いか

　早産とは、妊娠37週未満に分娩にいたるものである。明白なことは、仕事を継続することで早産リスクが高まるわけではない。しかし、仕事の内容いかんによりリスクが高まる場合もある。多くの研究結果から、妊娠初期から中期にかけて週40時間以上勤務すると、早産にいたる確率が1.2〜1.3倍程度高まるようだ。夜勤がある仕事についている妊婦では、早産リスクが若干増すという報告と、変わらないという報告とが半ばするが、全体として1.2倍程度上昇するという結果である。1日3時間以上の立ち仕事があると早産リスクは1.2〜1.3倍となる。重いものを持ち上げる仕事でも、早産リスクは高まる傾向があるが否定する報告もある。肉体労働の場合には、労働の種類にもよるが早産リスクは上昇するという報告の方が多い。そのほか精神的ストレスは早産、妊娠高血圧症候群、胎児の異常などに結びつくおそれがあるとの指摘もある。それ以外に、工場での流れ作業業務は早産リスクになるという報告がある。また国際労働機関の調査によると、全早産の約2割は女性の仕事が原因とみなされている。

　全体として仕事をしている妊婦では早産の傾向が多いようだが、勤務時間は8時間以内で身体的負荷が少なく規則的な仕事に従事する限りは早産を心配することはない。早産になりやすい仕事は、いずれも肉体的にきびしい仕事のみならず、心身のストレスともなるものであり、総じて疲労度が高い仕事ともいえる。仕事による疲労度が早産と関係するという発表もある。ただ疲れる仕事なので早産になりやすい、ということではない。疲れる仕事ではあるが、納得できるような仕事内容であると早産リスクが低いということである。いずれにせよ、仕事の内容にかかわらず疲労感が強い場合には仕事時間の短縮、休憩時間を増やすことなどを上司と相談した方がよいだろう。

　なお、非正規雇用の女性では早産が高まるという報告がある。仕事が不安定であることによる精神不安や、あるいは仕事の内容が前述の早産リスクを高めるような疲労度の高いものが多いことなどが考えられる。

5 仕事を継続している妊婦では胎児発育が遅れるか

　妊娠初期から中期にかけて週40時間以上勤務すると、在胎週数に比して小さ目の赤ちゃんが生まれる率が高まるという報告があるが、否定する論文の方が多い。夜間の勤務に従事しても胎児の成長が遅れるという研究があるが、多くの研究では両者の関連を否定している。

　1日5時間以上立って仕事をすると胎児の発育が遅れるという報告があるが、それを否定する研究が大部分である。座っている事務作業と比べ、肉体労働に従事していると胎児の発育が遅れるという発表が複数あるが、否定する結果の方が多い。また、重いものを持ち上げるような仕事に従事している妊婦において胎児の成長が遅れるということはないようだ。以上、過重な仕事は早産のリスクにはなり得るが、胎児発育への影響は否定的である。誤解を防ぐために補足すると、発育が正常な早産児は満期産児よりは体重は小さいが、生まれてきた週数相当の発育を遂げており、胎児の発育の遅れはない。以上、特別な身体的負荷が加わるような仕事でなければ、仕事を続けても胎児の発育を心配することはない。なお、妊娠高血圧症候群があると胎児の発育は遅延する。一方、過度な身体的労働に従事すると妊娠高血圧症候群のリスクが高まるという報告があるが、両者の因果関係は立証されていない。

6 妊娠しても仕事を続けてよいか

　働く妊婦で気をつけることは、早産、胎児の発育遅延、妊娠高血圧症候群などである。しかし、これらは定期的なチェックを受けることで未然に防ぐ、あるいは多少の懸念が生じても医学的には問題とならない程度の状態で満期産に至ることが可能である。勤労女性が妊娠した場合には、女性の健康状態、妊娠経過の異常の有無、仕事の内容などを考慮して仕事の継続の可否を判断する。また仕事の有無にかかわらず、決められた時期に妊婦健診を受けるということが大切である。

一般的には特別な病気がなく妊娠経過が順調で、母児に悪影響を及ぼすような仕事でない限り、仕事を続けることに問題はない。また妊娠に悪影響を与えるような職場環境や仕事内容であっても、妊娠24週（妊娠7カ月）までに心身の負荷の少ない仕事に切り替えれば、妊娠への悪影響はかなり低減する。

仕事の負荷が大きいと妊娠経過に悪影響を与えることを述べたが、妊娠を維持するだけでも、母体は平均で1日あたり2〜4時間の仕事をした場合に費やすのと同等のエネルギー量を必要とする。このことを考慮して、妊娠中の仕事量を調節した方がよい。

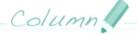

妊婦に対する法律

働く妊婦に対する保護は、労働基準法と男女雇用機会均等法に定められている。労働基準法により、出産前の6週間（多胎妊娠では14週間）の休暇が規定されている。妊婦は、従来の業務を継続することが負担となる場合には軽易な業務に転換してもらうこと、妊産婦の時間外労働、休日労働、深夜業などを制限することなどを事業主に請求できる。また、事業主はこれに応じなければならない。さらに労働基準法（第64条の3）には、妊婦と産後1年を経過しない女性に対しては、重量物を取り扱う業務、有毒ガスを発散する場所における業務、その他妊産婦に妊娠、出産経過や哺育に有害な影響を与える可能性がある業務につかせてはならないと明記されている。また男女雇用機会均等法においても、事業主に対し以下のことが義務づけられている。すなわち、保健指導や健康診査を受けるための時間の確保、それらの指導事項を守るための必要な措置を講ずること、通勤ラッシュを避けるなどの通勤負担の緩和、休憩時間の延長や回数を増やすこと、作業の制限、勤務時間の短縮などである。仕事を継続した場合でも労働基準法に定める規定を遵守する限りは、母児の異常発生率は家庭内にとどまっ

ている女性と差はない。

　とは言え、妊婦の就労に関する法令はあっても、現実には妊娠すると離職する女性は依然として多い。妊娠と仕事を両立させるには法律は最低限の支援であり、社会全体が働く妊婦に対する理解を深める必要がある。

7　産後の経過

　妊娠・出産による変化が元にもどるには、どのような経過をたどるのだろうか。出産後、妊娠子宮が妊娠前の大きさにもどり、分娩後の特有なおりもの（悪露）が消失するのは、分娩後約6週間である。分娩に伴う産道の損傷、あるいは帝王切開の創部の痛みがなくなるのは3〜4週間ほどかかる。分娩時の出血が多い時には、貧血が改善するのに4週間程度要することがある。妊娠中に高血圧、たんぱく尿などが出現した場合（妊娠高血圧症候群）、あるいは妊娠中に血糖値が異常に上昇した場合（妊娠糖尿病）には、通常4週間以内に正常化するが、少なくとも産後3カ月までは充分な睡眠をとり、過労を避けなくてはならない。

　分娩後には心身ともにさまざまな問題が生ずることが多い。まず、授乳のために乳房の手入れが必要となる。時に乳房が固くなって腫れることがある（乳汁うっ滞症）。これは母乳が充分に排出されないためであり、放置すると乳腺に細菌が感染して乳腺炎を起こすことがある。また、授乳や赤ちゃんが泣くために睡眠が中断され、睡眠不足の状態になりやすい。さらに産後の体力の回復や母乳を作るために、食事には特に気を使わなければならない。すなわち、1日のカロリーはふだんよりは700kcal程度増やし、たんぱく質、乳製品、果物、野菜を充分に摂取する必要がある。

　産後には情緒不安定となることがよくある。この原因として、分娩後にはこれまでの生活が一変するということがある。自身の体力は低下しているが、赤ちゃんが母乳を吸わない、よく泣く、体重が増えていないなどのこ

とが心配になる。あるいは夫をはじめ身内の支援がない、仕事にもどることができるのかといったさまざまなことが不安材料となる。これらに加え、妊娠中には高濃度のエストロゲンに曝されていたが、産後は逆に低エストロゲンの状態となる。エストロゲンは生殖器に対する作用以外にも、脳に作用して気分や情動に影響する。急激なエストロゲンの変化が、産後の精神不安を増強する。分娩後一時的に軽く落ち込むことは、必ずしも異常とはいえない。しかし、症状が重くなると産褥期うつ病と診断され、精神的支援が必要となる。主な症状は食欲低下、倦怠感、不眠、涙もろい、精神不安、イライラ、集中力の欠如などである。

　産後の経過が順調ならば、4週間目には家事、外出などは妊娠前の状態にもどすことができる。勤労女性では6週間を経過し、分娩後の回復が順調ならば就労が可能となる。

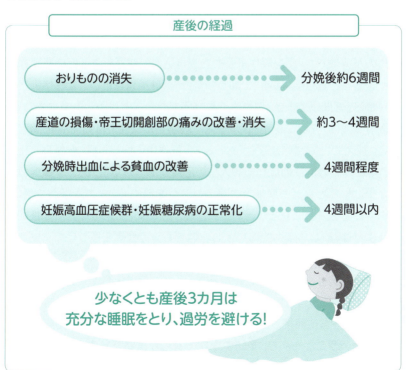

産後の経過

- おりものの消失　→　分娩後約6週間
- 産道の損傷・帝王切開創部の痛みの改善・消失　→　約3〜4週間
- 分娩時出血による貧血の改善　→　4週間程度
- 妊娠高血圧症候群・妊娠糖尿病の正常化　→　4週間以内

少なくとも産後3カ月は充分な睡眠をとり、過労を避ける!

8　マタニティ・ブルーズと産後のうつ病

　お産のあとは精神が不安定となる時期であり、女性におけるさまざまな精神疾患はお産のあと発症するものがかなりある。

　産後5〜7割の女性が分娩後3日目ごろから情緒不安定、涙もろさ、抑うつ気分、不安感などを経験する。これはマタニティ・ブルーズと呼ばれるものであり、通常は数日で症状は消失する。なかには産後1カ月ぐらいまで続くことがある。マタニティ・ブルーズは分娩による緊張、興奮などによる心身のストレス、育児による不眠、不安による一過性の反応であり、産後の急激なホルモン環境の変化も関係している。マタニティ・ブルーズにしては症状が強く、気分の落ち込み、無気力、思考力・集中力の低下などがみられ、このような状態が長引くと産後うつ病が疑われる。

　産後うつ病は産後4〜6週以内に発症することが多く、産後6カ月間で10人に1人がうつ病になる。症状としては、抑うつ気分や喜び・興味の喪失というのが特徴であり、自殺や子どもを巻き込んだ無理心中などの悲惨な結末となることもある。診断は、抑うつ気分、興味や喜びといった感情の喪失感が毎日2週間以上続き、日常生活に支障をきたすということでなされる。産後うつ病は、マタニティ・ブルーズを経験した女性では発症率は10倍となる。加えて、うつ病の既往があること、妊娠中に切迫早産、妊娠高血圧症候群などで比較的長期にわたる入院の必要があった場合、夫の家事への協力が少ないことなども産後うつ病のリスクを高める。また産後うつ病は、家事や育児を完璧にやろうという責任感が強い女性に多い。内気な性格というよりは、むしろ精力的にしかも自信をもって仕事をしてきた女性がうつ病になるケースがよくある。

　産後うつ病は本人の苦痛のみならず、子どもの情緒発達や認知機能にも影響し、さらに子どもに対する虐待やネグレクト(育児放棄)につながることもある。さらに産後うつ病になると復職が遅れる、復職しても再発し離職するということもあり、予防や早期の対応が重要である。妻の負担を軽くするための夫や家族の手助けと理解がうつ病の予防になる。

早期発見に関しては、当人はまさか自分がうつ病であるという思いになかなか至らない。これまで自分が楽しいと思ってきた趣味や活動に興味や喜びを感じなくなった、将来の望みがなくなり悲観的な気持ちである、気持ちが落ち着かず不安感が強い、からだがきつくて行動する気にならない、不眠傾向がある、食欲がない、物事を決められない、頭痛・腰痛などの痛みが持続する、死にたくなることがあるといった症状があればうつ病を疑い、早期に産業医・産業保健スタッフや精神科医、地域の保健師に相談し、適切な治療や社会保健福祉サービスを受けることが肝心である。また、夫をはじめとする家族はうつ病についてよく学び、いたわりの気持ちをもって「何か手助けできることはありますか」と問いかけつつ、当人が病気と戦っているのを温かく見守っていただきたい。当人が求めない限りは、周囲から助言や指示をすることは控えた方がよい。周囲のこのような協力が、回復にとって大変有効である。

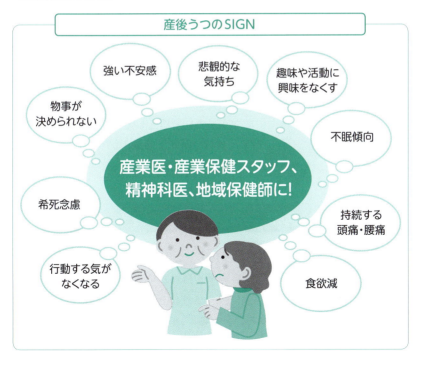

産後うつ病は、特に勤労女性に多いということではない。しかし、復職することでさらにうつ病が増悪することがある。あるいは、復職してから仕事のストレスや働く母親に対して上司が配慮を欠くとうつ病を発症することがある。特に自分の立場が不安定である、自分で仕事の調整ができない、勤務時間に関して融通がきかない、休暇がとれないといった場合にうつ病に罹患しやすくなる。また、復職の時期が早いと産後うつ病になりやすいという研究がある。例えば産後6カ月未満に復職する方が、6カ月以上の休暇をとった女性より産後うつ病が多いという報告がある。しかし、6カ月以上の休暇が可能であるような家庭環境や仕事内容がうつ病の発症を抑えていた、という解釈も可能である。

　産後うつ病にかかったことを復職時に職場に告げると、復職しづらくなるとの思いで言いそびれることがよくある。あるいは復職を断念してしまうこともある。しかし、復職しないことで経済的に困窮するとうつ病が再発しやすくなる。産後10％にも及ぶ女性が悩むうつ病に対し、雇用者をはじめ社会全体で支えなければならない。うつ病は回復すればこれまでと同じように勤務ができるものであり、産後うつ病をきっかけとして女性が仕事を離れることは、社会的損失でもある。また、うつ病はけっして恥じるべきものではなく、伏せる必要はない。雇用者にはぜひ復職後ストレスを軽くするために、仕事を徐々に増やすような配慮をしていただきたい。また、うつ病で悩んできた女性に理解と共感を示すような思いやりとゆとりのある社会になると、うつ病は大幅に減少するであろう。

9　高齢出産とうつ

　近年女性の結婚、出産年齢は高齢化の一途にある。これと関連して、職業人としてのキャリアを確立させ、経済的基盤がしっかりしてから第一子をもうける女性は、その後うつ病に罹りやすいという研究結果がある。この理由として、高齢の出産となることが多く、妊娠・分娩の異常を伴いやすく、育児に関しても体力的な負担を感ずることが多いということがあげられる。

このような女性は、これまでの人生を自分が計画した通りに進めてきたことが多い。そのため育児などで困った時に第三者に手助けをしてもらうことを好まないという傾向が強く、出産や育児に関し思い通りにいかないと壁に突き当たってしまうのだろう。女性の社会進出は喜ばしいことであるが、ある程度のキャリアを積んでから出産するというライフスタイルを選択する女性が増えてきていることから、産後うつ病の増加が懸念される。その予防対策として、夫が育児や産後の妻の支援を行うことの推奨・啓発を行うとともに、女性自身に対しても、出産・育児は仕事にも増して自分でコントロールできない部分が大きいということを認識できるよう教育・啓発をしなくてはならない。

10 産後も仕事を続けるために

　仕事にもどる時期になると、幼い子どもの世話ができないことに関する罪悪感を感ずる女性もいる。そのような女性は、復職することは自身および家族にとってベストな選択であるとの信念をもって仕事に向かうようにすることが大切である。必ずしも子どもと接触する時間の長短で良き母親かどうかが決まるわけではない。短時間でもよいから子どもを抱きしめ、子どもと濃密に接触することが大切である。会話ができる年齢にまで子どもが成長すれば、毎日一定の時間をさいて子どもと話す機会をもうけていただきたい。どんなに忙しくても子育てをすべて人任せにはせずに、できる限り子どもと真正面から接し、一所懸命子育てをしていただきたい。そうすれば子どもは将来、当時の母親の状況をよく理解し、母親に感謝し、家族の絆の大切さを知る社会人として成長するだろう。一方、母親は子育てを通じて人生を送る上で大変有用なことを学ぶことになる。このことにより、長期的には仕事に活かすことができ、いずれは職場において自分と同じような苦労や悩みをもった働く母親への良きアドバイザーとなる。

　ここで強調したいことは、子育ては自分の自由時間を奪うものであり、単なる苦労であるというマイナス思考ではなく、より深く人生を味わうこと

ができ、その後の人生に潤いをもたらすものであるという信念をもって未来志向的にとらえてほしい。このことで、育児の負担感が多少なりとも軽減するだろう。

　育児と仕事は手抜きができないが、家事は体力が許す範囲内でほどほどにやるようにした方がよい。自分ですべての家事をこなすという必死の思いを捨て去り、夫や子どもをはじめ、他人に家事を任せることへの抵抗感をなくすことも必要である。家事と育児は、昼夜を問わない長時間に及ぶ過酷な労働ともいえる。そのうえ家庭外での仕事をこなすということは、実質的には法で定められた労働条件を逸脱する勤務とみなすこともできる。働く母親のこのような状況を、夫や親はぜひ理解していただきたい。

　さらに仕事に戻る際には、自身の家庭や身体の状況を上司によく説明し、あらかじめ自分ができる仕事の範囲を充分に話し合っておくことが大切である。

　乳幼児を抱えて職場に復帰することは、かなりの体力や気力を必要とする。また、夫をはじめ両親などの家族、職場の上司、同僚などの理解や協力がないと仕事の継続はむずかしくなる。それでも母親としての負担に耐えかねて、つい夫に対する不満が募ることもあるが、何とか夫婦で家事や育児の役割分担をよく話し合うようにしてほしい。

　また、保育園が確保できるかどうかは復職の可否を決定づけるものである。復職を断念せざるを得ない理由として、保育施設の確保が最も大きな問題の一つとして立ちはだかっている。

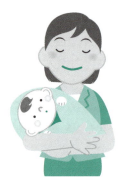

仕事にもどった後も、短時間でもよいから子供を抱きしめ、濃密に接触することが大切。

子どもが6カ月未満に復職した場合には、授乳は朝と帰宅後に限られるが、可能な限り母乳保育が望ましい。はじめのうちは、職場で乳房が張ってきてつらい思いをする。しかし次第に日中には授乳をしなくてもからだが慣れてくるが、まもなくお乳が止まってしまうこともあるだろう。搾乳室など搾乳できるスペースがある職場ならば、3～4時間ごとに搾乳して保冷バッグに入れて冷凍保存して持ち帰ることが望ましい。このことで、母乳保育の継続を確保しやすくなる。また母親にとってもお乳の張りを軽くでき、乳腺炎の予防にもなる。ただし、搾乳のためにしばしば仕事を中断しなくてはならないので、上司や同僚には説明しておかなければならない。冷凍した母乳は保育園で赤ちゃんに与えることも可能だが、さまざまな事情により冷凍母乳を扱ってもらえない施設もある。なお、解凍した母乳の残りは捨てるようにする。

　家事、育児、仕事などすべて完全にしなければと張り切りすぎると長持ちしない。時間と体力に照らし合わせ、家事、育児などは手を抜く勇気を持ったほうがよい。また育児に関しては子どもの病気などで心配することもあるが、基本的には日々子どもは成長をとげるので状況は好転してくるものであり、先が見えない困難ではない。何とか家庭の仕事と仕事を根気よく両立していただきたい。

11　産後の復職の実情

　わが国の2010年の統計では、出産前に就業していた女性は70.7％であり、就労女性が第1子を出産すると38％が仕事を継続し、62％が離職している。つまり第1子を出産して仕事をしている女性は、女性全体の中の約27％ということになる。なお、2002年の統計では3歳未満、3～6歳の子どもを持つ母親の就業率は、それぞれ28.5％、48.2％であり、子どもが3歳を過ぎるころから、仕事を開始する女性が増えてくる（OECD：Society at a glance 2005）。

　1990年のわが国の統計では、第1子を出産して仕事をしている女性の割

合は24％であり、この20年間で出産後も仕事を続ける女性の比率には大きな変化はみられていない（国立社会保障・人口問題研究所資料）。出産後に育児と仕事の両立を断念せざるを得なかったのは、勤務時間の調整の困難や、職場の理解が不足していることなどが大きい。しかし、体力がもたないという理由が45.7％を占め、さらに18.1％の女性は妊娠、出産に起因する体調不良といった健康上の理由が職場復帰を阻んでいる（三菱UFJリサーチ＆コンサルティング「両立支援に係る諸問題に関する総合的調査研究結果」平成20年）。このことから、育児と仕事の両立は女性にとって実際ハードなことなのだろうが、会社の理解や育児支援体制が整備されていれば、身体的負荷もかなり軽減されるであろうと考えられる。ただし、62％の女性が出産後離職し、そのうちの18.1％が妊娠・出産に関連する体調不良が遷延しているということは特筆に値する。分娩に立ち会ってきた立場からすると、これほど多くの女性が、体調がすぐれず産後の就労が困難となっているというのは意外な感がある。おそらく医療従事者が把握しがたい、産褥特有のメンタル面での変化があるのかもしれない。あるいは最近の数十年間に高齢出産が増加の一途にあり、それに伴い帝王切開分娩例、妊娠高血圧症候群などの妊娠合併症、分娩時の出血による貧血などが増加していることも関係しているのだろうか。これらはいずれも産後の体力の回復を遷延させるものである。

　高度に専門化した仕事に就いている女性ほど、職場復帰の意欲が高い。他方、専門性の高い仕事ほど、高学歴と就職後の長いキャリアが必要となり、その結果、出産年齢は上昇せざるを得ない。同時にこのことは、少子化を助長する一因になるだろう。女性の社会進出と出生率の増加とは、わが国の現状に限れば相容れないことになる。この問題は、女性自身のみならず、事業主や社会全体で考えていく必要がある。

　アメリカでは、2005年の時点で1歳未満の乳児の母親の54％は就労しており、日本の2倍である。この割合は1890年と比較して約1.5倍であり、出産後も働く女性が増えている。そのうち60％は、産後3カ月までに復職している。出産後比較的早期に働く女性が増えてくると、産後に特有な問題

が生じてくる。アメリカにおける調査によると、産後の休業期間が12週未満だと、母親のうつ気分や体調がすぐれないという訴えが多くなるという結果であった。また、復職している生後6カ月の乳児の母親の勤務時間が長いほどうつ傾向が強く、育児のストレスが高く、自己評価による健康状態の低下と関連していた。

　産後復職する女性の健康度を高めることに寄与する因子には、以下のものがある。すなわち産後の休業期間が十分である、産後に心身のトラブルがない、睡眠が良好、周囲の手助けがある、仕事に満足できる、肉体的な負担が少ない、子どもが順調に発育しており育児上の悩みが少ないということなどである。では、産後の休業期間が長いほどよいのだろうか。母児がともに過ごした期間が長い子どもの方が、高等学校の中退が少ないという調査結果がノルウェーで報告されている。カナダでは、西暦2000年に産後の育児休暇を6カ月から1年まで可能とすることを法律で定めた(注)。しかし

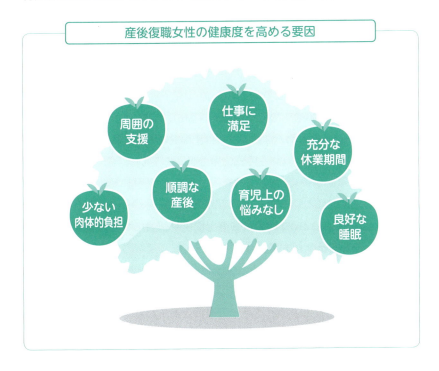

産後復職女性の健康度を高める要因

4〜5歳児を対象とした研究では、休暇期間の延長と子どもの発達には明らかな影響を及ぼさなかった。当然ではあるが、子どもの世話をするのが母親か保育施設かどちらが良いかという議論はあまり意味がなく、どちらにしても、どのような育て方をしているかが子どもの発育にとって重要である。

産後の育児休業は一律に決めるのではなく、母子の個々の事情に応じて対応すべきであり、具体的には2カ月から1年の間で母児の健康状態、仕事の内容、育児の支援状況、家庭の経済状況などに関する個々の事情に応じて幅をもたして柔軟に考慮すべきであろう。

(注)カナダでは2000年に育児休暇を35週(約9カ月)まで可能とした。この期間は夫婦のどちらでも休暇をとることができる。このことで母親は平均約9カ月の育児休暇をとるようになった。ドイツでは子どもが3歳になるまで育児に専念することが多かったが、3年のブランクは職場復帰を困難にするものであり、2007年に政府は見直しの検討をはじめている。なお、わが国では労働基準法により出産後の8週間の休暇を取ることを定めている。産後6週間は強制的な休暇である。6週間を過ぎると医師の許可があれば職場復帰が可能となる。

12 女性の社会進出と少子化

女性がそれぞれの能力を発揮して社会で輝くことは、女性にとっても社会にとっても望ましいことである。しかし現在のわが国で起こっていることは、若い女性が仕事を求めて都市部へ移動し、地方において若い女性の減少が著しい。一方、都市部では勤労女性は出産を契機に離職する傾向が高い。この結果、30〜40歳代の女性の就労率が低下している。この理由として、都市部では核家族が多く、親の支援を受けることが困難であり、加えて保育所不足、通勤が大変といったことなどがある。結局どういうことが現在進行しているかというと、女性の社会進出により都会に女性が集まることになり、にもかかわらず都会では子どもを育てにくくなっているということである。つまり、女性の社会進出と少子化とが同時に進んでいる。人口の都市部集中化を抑えるような対応策を講ずるか、あるいは都市部で女性が就労と育児を両立できるようにするかの選択を迫られている。

13 働く母親を支える外国の事情

　フィンランドなどの北欧の国々は、世界で最も男女の就労率の差が少ない国に属し、子どもがいる女性のほとんどがフルタイムの仕事をしている。フィンランドでは国全体がそのことを当然として考え、家族、職場の理解や協力も十分にあり、夫の8割は1カ月ほど育児休暇をとっている。スウェーデンでは9割の父親が育児休暇をとっている。わが国でも育児における夫の協力に関する新たな常識が形成されないと、働く母親の支援は無理だろう。

　北欧では、保育に対する公的支援も充実している。彼らは子どもを育てるということは国家、社会の責任であり、育児は私的な営みではないと考えている。ただし多くの女性は、女性としての権利が守られている公共性の高い組織で勤務している。なぜならば、中小の民間企業では女性の権利の擁護と経営の効率性とのバランスがむずかしいという事情がある。デンマークでも、多くの女性は産後数カ月で職場に復帰している。

　一方、わが国においては子を持つ女性に対するインフラ整備が不十分であり、個人の努力や負担に頼るところが大変大きい。育児を支える社会としては、いまだ後進国ということであろう。また北欧などでは、育児中の母親の権利を護ることができる職場として公共性が高い組織が受け皿になっているが、わが国でこのような組織はいまだ不十分である。

　なお、欧米において社会の育児支援体制が確立しているのは、北欧やフランスである。一方、イギリスやアメリカではいまだ不十分な状態となっている。英米と日本が先進国の中で育児支援体制が下位にあり、それ以外の国々はその中間にある。このように、育児体制の多様性は各国で育児に対する歴史的、文化的背景がさまざまであることも関係している。ドイツでは、乳幼児は最短でも1年間は母親が世話をすべきであるという考えが根強いが、アメリカでは母親がみなくても誰も何とも思わない。また、育児における祖父母の関与が大きい国もある。

　また、母親にとって働くことによる経済収支は重要な問題である。北欧などでは育児費用の多くは社会負担であるが、イギリス、スイスなどでは女

性が高収入でない場合は子どもを自分で育てる方が経済的には得となるが、女性の就労は必ずしも短期的な経済効率で決めるものではない。各種資格や特殊なスキル、経験を有する女性でも、仕事を長く中断すると復職がむずかしくなる。また長期離職後に復職しても、職場における昇進の機会や年金などに影響することもある。とはいっても、働くことによる当面の経済的な損得、育児費用に対する税制上の配慮の有無などが女性の就労継続を決定する要因となることはまちがいない。

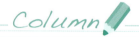

妊娠、出産、育児のための経済的支援

1 妊娠・出産への支援

妊婦健診：妊娠の届出により妊婦健診を公費負担で受診ができる。

出産育児一時金：出産すると健康保険から出産・育児のための助成金が支給される。企業によっては出産奨励金や出産祝い金などが支給されることがあり、勤め先に確認する。

2 育児休業中の支援

育児休業給付金：雇用保険の被保険者であれば支給される。

保険料免除：育児休業中の健康保険、厚生年金などの社会保険料は一定の期間免除される。

企業による支援：企業によっては育児休業中の一定の期間を有給扱いとしたり、支援金を支給することがあるので勤め先に確認する。

3 子育てに関する支援

乳幼児などの医療費の助成：医療保険制度における自己負担について、一部を自治体が助成する。自治体により制度が異なるので確認する。

企業による支援：企業によって子どもの扶養に対し手当金を支給したり、ベビーシッターなどの費用の補助を行うことがあるので勤め先に確認する。

III 職業と女性の生殖

1 新たな課題－職業が関連する働く女性の生殖機能への影響

　職場の安全性に関しては、これまで主として男性を対象としたものであった。たしかに従来の代表的な職業関連疾患である外傷や呼吸器系疾患に関するリスクにおいては、性差は余り問題とならなかったが、生殖機能に関しては、職業が関連する安全性は男女間で大きな違いがある。女性が職に就くようになってからの歴史は浅く、職業が関連する女性の生殖機能の安全性に関しては、いまだ十分な解明が進んでいない。とはいっても勤労女性の約75％は生殖年齢層にあり、アメリカでは出産例の過半数は勤労女性であり、おそらくわが国でも同じような傾向をたどるだろう。したがって以前にも増して職場環境、職業上の化学物質への曝露などが、女性の生殖機能や妊娠に影響を及ぼすことがないように細心の注意を払う必要がある。ただし、職業が関連する生殖機能への影響は、女性の年齢、有害因子が作用した程度や期間、妊娠の時期などによりさまざまである。また、動物実験の結果をそのままヒトに用いることができず、科学的に証明されたものは多くない。さらに個人の感受性の違いも大きく、一概に有害か無害かを論ずることができない。

2 女性の生殖機能への影響

　生殖機能に及ぼす影響にはさまざまなものがあるが、以下に妊娠していない女性と妊娠中の女性とに分けて解説する。

1 非妊娠女性への影響
① **月経の異常**：月経の周期が長くなったり、短縮したりする。あるいは無月経となることもある。無月経では、通常は排卵がなく妊娠はまず期待できない。月経の周期が乱れる場合には、排卵がある場合となくなる場合がある。当然、前者では妊娠の確率は低下するものの確率はゼロではないが、後者では妊娠は無理である。月経の異常を起こす原因としては、卵巣に対して直接有害作用をもたらす物資への曝露があるが、多くは高度な心身のストレスなどにより、卵巣を刺激する脳の性中枢の機能失調が関係している。

② **不妊**：不妊には、絶対的に妊娠が不可能であるものと、妊娠は不可能ではないが、妊娠の確率が低下しているものとがある。原因としては月経の異常で述べたように、無月経で排卵がなくなることや、月経周期が乱れることで排卵が不規則となることが考えられる。それに加えて、ストレスは見かけ上は月経に明らかな影響を及ぼさなくても、妊娠の確率を低下させるという報告もある。

2 妊婦への影響
① **流産・死産**：流産とは、妊娠22週未満に妊娠が終了することである。職業上の因子（化学的または物理的な因子）が関係していたら、多くは妊娠12週未満の流産（早期流産）に至る。死産とは死亡している胎児が妊娠週数とは関係なく体外に娩出されることをさし、胎児の高度な異常または母胎の疾患、子宮の異常などが原因となる。

② **胎児・新生児形態異常**：胎児の各部分の形成が終了するのは妊娠10～12週である。妊娠が成立してからこの時期までを器官形成期と呼び、この期間に催奇形性のある因子にふれると、胎児の脳、内臓、視聴覚器官、からだの外表の形態異常などが発生する。例えば心臓の奇形、口唇口蓋裂、指の異常（多指症、合指症）、水頭症、小腸の閉鎖、鎖肛、尿道下裂などがある。これらの異常は特定の原因がなくても一定の頻度で自然発生するものであり、

原因物質を特定することは容易ではない。また、胎児の臓器の高度な異常は早期の流産というかたちをとることもあり、その場合には胎児の形態異常の有無の診断が困難となる。

③ **胎児の発育障害・早産**：子宮内で胎児が正常な発育をとげることができないと、死産または早産につながることが多い。原因は胎児の異常以外に、母体が原因となる場合（母親の病気や子宮の異常）もある。胎児に影響を与える可能性がある因子に曝露した場合、妊娠の時期や曝露の程度により流産、胎児の形態異常、胎児の発育障害などに至る。

④ **子どものがん**：妊娠中の母親が一定量を超えた放射線に曝露された場合には、子どもにがんが発生することもある。

3　職業が関連する危険因子

　以下のものは、生殖に対して有害に作用することがほぼ確実である。しかしながら、多くは労働者の健康安全に関する知識が乏しい時代に極端な曝露を受けたものである。現在の労働環境ではまず起こり得ない事象ではあるが、産後保健の歴史において重要な事実として紹介する。また一般に生殖に影響する因子は、曝露の程度や妊娠の時期により影響はさまざまである。

放射線：流産、胎児の脳や骨格系の異常が知られている。医療現場などでの日常の業務で問題となることはないが、放射線装置の事故などに関する日ごろのリスクマネジメントが大切である。

麻酔ガス：動物実験では流産の危険性が指摘されているが、すべての麻酔薬で確認されてはいない。ここでは職業上の麻酔ガスの曝露に限定すると、手術室で勤務する麻酔科医師や看護師、獣医が不妊になりやすいとか、流

産率が高まるということは確認されていない。さらに、妊娠中に麻酔下で手術を受けた女性の流産率が上昇しないことを示す報告は複数ある。だが、可能な限り環境中に漏出する麻酔ガス濃度を最小にするように努めるべきである。

有機水銀：胎児の脳の発達（脳性まひ、脳の形態異常など）の異常をもたらす。有機水銀による胎児への影響は、胎児性水俣病としても知られている。有機水銀には多くの化合物があるが、産業現場や環境中への放出で問題となるのはメチル水銀であり、有機水銀の中で最も毒性が強い。職業性曝露の可能性としては、有機水銀農薬製造工場がある。実際に発生した有機水銀中毒の多くは、工場排水から生じた魚介類の摂取によるものである。

鉛：流産、死産などの原因となる。職業曝露としてはガラス製造、乾電池の製造、陶器、銅像、色素の制作などである。わが国では古くから鉛の毒性が認識されており、食品衛生法、水道法、環境基本法、大気汚染防止法などにより食品、食器、おもちゃ、水道水、土壌、ばい煙などの鉛の基準値が規定されている。また、鉛中毒予防規則により取扱いが規定されている。

ポリ塩化ビフェニル（PCB類）：不妊、胎児発育障害、早産、胎児の皮膚の色素沈着などがある。PCB類は熱に強く、電気絶縁性があるため、変圧器、コンデンサ、可塑剤、塗料、ノンカーボン紙の溶剤などとして広く用いられてきた。1968年のカネミ油症事件（PCBなどが混入した食用油を摂取した人々に皮膚障害が起こり、また胎児期に曝露された胎児や生後の母乳により赤ちゃんの皮膚は黒くなった。）をきっかけとして、わが国では1972年に製造禁止となっている。そのため、現在職業性曝露の危険性はない。

受動喫煙：喫煙は流産、早産、胎児の発育抑制、乳幼児突然死症候群（SIDS）などと関係する。また胎盤の形成にも異常が起こり、前置胎盤や胎盤が早期に剥離してしまうなどの産科異常を起こす危険性がある。なお胎児への

影響以外に、母親本人も呼吸器系や循環器系をはじめとするさまざまな健康障害をきたす。これらは喫煙によるニコチン、一酸化炭素、タールなどの吸引による有害作用である。受動喫煙でも同様なリスクがあるので、職場での受動喫煙を避けなければならない。なお、男女とも受動喫煙により生殖能力が低下することもある。

一酸化炭素：一酸化炭素中毒は建設関連、農業、運送業など多くの職場の事故として発生する。母親にとっては重症に至らなくても、胎児の奇形などの異常や胎児死亡の原因となり得る。

化学物質：殺虫剤、防虫剤などの化学物質への曝露で死産が増加するという報告がある。職場環境の改善により有害物質への曝露は防止できるだろうが、特に妊婦に対しては充分な配慮がなされるべきである。

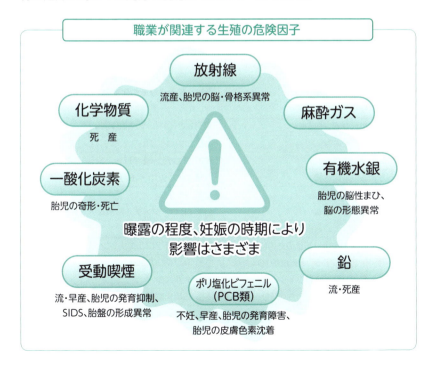

4 女性労働者に有害な就業は法で禁止

労働基準法の母性保護規定により、女性労働基準規則では、水銀やPCB、エチルベンゼンほか計26の化学物質(表)を取り扱う作業場では、妊娠や出産・授乳機能に影響があるとして、「[第3管理区分]となった屋外作業場での全ての業務」及び「タンク、船倉内などで規制対象の化学物質を取り扱う業務で、呼吸用保護具の使用が義務づけられているもの」への女性労働者の就業を禁止している。これらの有害物は物質ごとに一定の濃度を超えないような職場環境とすることが規定されている。

先般の労働安全衛生法改正により、受動喫煙を防止するため、事業者及び事業場の実情に応じ適切な措置を講ずることが事業者の努力義務とされた。全面禁煙、空間分煙などにより、従業員にとって健康的で快適な職場環境を保証するような措置が求められている。なお喫煙女性では閉経が早まることが知られているが、職場での受動喫煙も閉経を早めるという報告もある。

表. 規制対象の26物質

●特定化学物質障害予防規則の適用を受けているもの		●鉛中毒予防規則の適用を受けているもの	
1	塩素化ビフェニル(PCB)	15	鉛およびその化合物
2	アクリルアミド	●有機溶剤中毒予防規則の適用を受けているもの	
3	エチルベンゼン		
4	エチレンイミン	16	エチレングリコールモノエチルエーテル(セロソルブ)
5	エチレンオキシド	17	エチレングリコールモノエチルエーテルアセテート(セロソルブアセテート)
6	カドミウム化合物	18	エチレングリコールモノメチルエーテル(メチルセロソルブ)
7	クロム酸塩	19	キシレン
8	五酸化バナジウム	20	N,N-ジメチルホルムアミド
9	水銀およびその無機化合物(硫化水銀を除く)	21	スチレン
10	塩化ニッケル(II)(粉状のものに限る)	22	テトラクロルエチレン(パークロルエチレン)
11	砒素化合物(アルシンと砒化ガリウムを除く)	23	トリクロルエチレン
12	ベータープロピオラクトン	24	トルエン
13	ペンタクロルフェノール(PCP)およびそのナトリウム塩	25	二硫化炭素
14	マンガン	26	メタノール

(注) カドミウム、クロム、バナジウム、ニッケル、砒素の金属単体、マンガン化合物は対象とならない。

IV 更年期をどう乗り切るか

1 更年期障害とは

　閉経とは、最後の月経があった時点を指す。最後であることの定義は、それまで月経を経験していた女性が1年間自然月経をみなくなった時点で、1年前の月経を最後とする。日本人の閉経を迎える年齢の平均は50～51歳であり、47～55歳の範囲で閉経を迎えることが多い。閉経の5年前ぐらいから卵巣の働きは低下し、その結果月経は不規則となったり、だらだらと長引くことがある。この時期には、卵巣からのエストロゲン（女性ホルモン）分泌は徐々に低下しつつある。閉経を境にして血中のエストロゲン値は急激に低下するが、閉経後5年程度は、わずかではあるが血中にはエストロゲンが存在する。閉経前後の10年間を更年期と呼ぶ。

　更年期にはエストロゲン低下によるのぼせ、顔のほてり、一過性の発汗（ホットフラッシュ）などがみられる。このような症状は血管運動神経の失調によるものであり、エストロゲンの低下が直接関係している。

　血管運動神経の失調症状以外に手足の冷え、手のこわばり、頭痛、肩こり、関節痛、腰痛などの身体症状、不眠、イライラ、抑うつ状態などの精神症状も出現しやすくなる。これらの症状は更年期にみられることが多いが、エストロゲンの低下ですべて説明できるものではない。おそらく加齢によるからだの変化、家庭や職場の環境、心理的因子などがエストロゲンの低下に伴う変化と複雑に絡み合っているものと考えられる。いずれにせよ、このような症状を更年期障害と総称している。

　更年期障害は働く女性にとって一層悩ましいものとなる。職場においてはホットフラッシュが出現しても自分の都合で休んだり、クーラーをつけたり、窓をあけたりすることで対処することができない。なかには更年期

障害で苦しむあまり、早期に退職する女性もいる。医師でさえも専門家以外は、更年期障害は病気ではないということで、真剣に相談にのってもらえないこともある。働く女性が増えてきた現在、今まで以上に更年期障害に対する社会の関心を高める必要がある。なお30、40歳の女性で疲れやすい、肩が凝るなどの症状を訴え、更年期障害が始まったのでは、と心配することが時にある。通常更年期症状が出るのは40歳代後半であり、少なくとも月経がきちんとみられるならば更年期症状ではない。

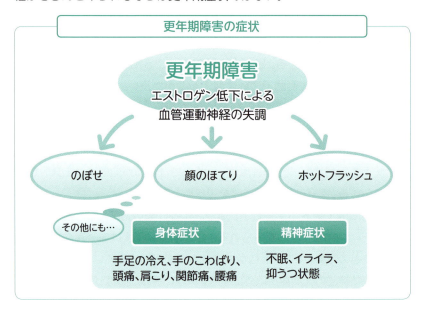

2　働く女性に更年期症状はどう影響するか

　仕事をしている50歳前後の女性の約半分が、さまざまな更年期障害を訴える。家庭内にいても更年期障害はつらいが、仕事をしている女性では更年期障害により、仕事の遂行能力が低下することがよくある。この時期をどう乗り切るかということは、キャリアを継続する上で重要な問題である。仕事を続ける女性で特につらいこととして、多くの人の前で発表を行っている時などに起こるホットフラッシュがある。これは自分ではコントロー

ルできない。また適温とされる室内温度でも、ホットフラッシュで悩む女性にとっては高過ぎることが多い。さらに仕事によっては衛生上、あるいは安全のため厚着をする、あるいは肌に密着する服を身に着けなければならない女性にとって、ホットフラッシュは耐え難い。ホットフラッシュ以外に、仕事に集中できない、記憶力が落ちている、疲れやすい、軽い抑うつ状態、仕事をする上での自信がなくなったという訴えもよくある。一般に、働く女性の多くはさまざまなストレスに耐えて仕事に留まっている。ストレスと更年期症状はお互いに悪影響をおよぼし合うことが知られている。日常ストレスを感じている勤労女性が更年期の症状を体験すると、ストレスが限界を超えてしまうことがよくみられる。

3　更年期障害への対応

　あらかじめ更年期障害に関する予備知識があり、覚悟ができていると、症状が軽減されることが多い。更年期とはいかなるものか、更年期障害はある程度生理的なものである、この世の終わりかと思うようなつらさでも一時的なものであり、障害を残すとか生命に関わるものではないということをよく理解することが必要であろう。

　更年期症状を乗り切るために、上司の理解は有り難い。上司が年配の女性、または妻が同様な症状で悩んだ経験があるような男性ならば相談しやすいだろう。また、職場以外に家族の支えも重要である。特に夫に理解してもらえると楽になる。多くの男性は家庭においては夫であり、職場においては上司という立場になることが多い。更年期症状は自分には無縁ということではなく、ぜひ女性と同様にある程度の知識をもってもらいたい。

　更年期症状によるつらい思いは、すべての女性が経験するわけではない。更年期症状が強くなかった年配の女性は、自分だってがまんしたのだからといって、むしろきびしく接することがあるかもしれない。更年期症状には個人差が大きいので、自分の体験のみでそのつらさを一般化しないでいただきたい。

更年期障害とは女性特有の生理に関わるものであり、月経と同様にタブー視する傾向がある。そのため、多くの女性は自分のつらさを職場では話したがらない。特に男性優位の職場では、女性特有の悩みを話題にあげることははばかられる。また周囲のものは気づいていても、プライバシーに関わるので尋ねるのは失礼と思い傍観しがちである。このようなことがないように、女性が多い職場では更年期障害に関する理解を深め、皆で助け合うような雰囲気を作り上げたいものである。

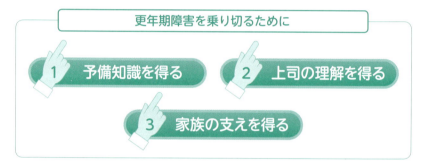

4　ホットフラッシュへの対応

　仕事をしている女性にとって最もつらい更年期障害は、ホットフラッシュである。
　以下のようなことで、ある程度症状の軽減を期待できる。
1　できれば室温をやや低めにして、換気がよい環境にする。
2　服は、気温に応じて調節できるように着脱可能なものがよい。また、通風性のよくないものは避ける。
3　ホットフラッシュが起こりそうになったら、ゆっくりと息を吸い込み、ゆっくりと吐き出す。これを何回か繰り返す。
4　低血糖を避けるために、ホットフラッシュが起こりそうならば甘いスナックなどを用意しておく。ただし甘いものをとり過ぎることにより、高血糖になると逆効果となるので注意する。
5　緊張やストレスをなるべく避ける。

6 規則正しい生活をする。
7 適度な運動を行い、睡眠を十分にとる。

このようなことを試みても仕事に支障をきたしたり、職場内で解決できないようなつらさであったら、産婦人科を受診し、低下しているエストロゲンを補うと、1～2週間で更年期症状は改善する。このことで、逆に自分の悩みは更年期障害であったと確信がもてる。しかし短期間で中止すると、また元に戻る。診断がついたことで安心できたので、エストロゲンを補充しなくても何とかがまんしてみるということもよいだろう。一般には数年間から5年間程度エストロゲンを補充し、その頃には比較的低いエストロゲンにからだが慣れてくるので中止することができる。ただし、エストロゲンを補充する意義として、更年期障害の改善以外にも、骨を丈夫にする、脂質代謝などを改善して動脈硬化の進行を抑えるような効果もあり、5年以上にわたって補充を続けるという選択もある。なお、エストロゲンを補充するには経口剤と貼付剤（貼り薬）がある。産婦人科などを専門とする医師に相談していただきたい。

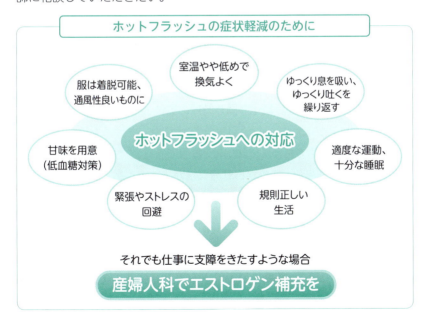

5　閉経後の女性は心筋梗塞に注意

　月経がある女性は、男性と比較し、動脈硬化による心筋梗塞や脳卒中などの心血管系の病気にかかりにくい。この理由として、卵巣から出るエストロゲンが動脈硬化を防いでいるからである。エストロゲンがどうして血管の老化を防ぐかというと、エストロゲンが作用していると高血圧になりにくい、糖尿病になりにくい、動脈硬化を引き起こすようなコレステロール（悪玉コレステロール）を減らし、動脈硬化を防ぐようなコレステロール（善玉コレステロール）を増やすことなどによる。また、エストロゲンは動脈の壁（内膜）の弾性を保つ作用がある。つまり血管年齢を低くするともいえる。

　以上の説明から、女性においては動脈硬化が高度になったことによる病気である心臓病や脳卒中などは年齢とともに増してくるのではなく、月経がみられなくなると急に増えてくるということがおわかりいただけるだろう。動脈硬化が進むのに10年程度かかるので、閉経を50歳で迎えたとすると、心筋梗塞は60歳前後から多くみられるようになる。なお、色々な原因で若くして閉経状態となると、動脈硬化による心血管系の病気にかかりやすくなる。一方、男性は女性と比較し若い頃から相対的にエストロゲンの作用が少なく、30〜40歳代ですでに動脈硬化が進行しつつある。このため、50歳で心筋梗塞を起こす確率は男性の方が圧倒的に高い（女性の約15倍）。しかし閉経後の女性は、動脈硬化が同じ時期の男性よりも早く進行し、次第に男性並みのリスクに近づく。心臓病は、アメリカにおける女性の最も多い死因である。わが国でもがんに次いで2番目であり、女性の心臓病による死亡数は男性よりも多い。これから就労女性がますます増えることが予想されるが、働く女性をいかにして心臓病から守るかということは大変重要な課題となる。

　コレステロール値が高い、高血圧、喫煙などは男女とも心筋梗塞のリスクを高めるが、閉経後の女性では、これらの因子があると男性よりも心筋梗塞になりやすい。そのほか肥満、糖尿病、45歳未満の閉経なども特に女性において心筋梗塞のリスク因子として要注意である。仕事をしている女性で

これらの因子に加えストレスや運動不足があると、心筋梗塞のリスクはさらに高まる。ストレスは年齢を問わずさまざまな影響をもたらすが、閉経を迎えている女性ではストレスには特に気をつけてほしい。多少のストレスは避けがたい場合でも、高コレステロール血症、高血圧、喫煙、肥満などは、生活習慣の改善、薬剤服用など自らの努力でコントロール可能であり、何とか取り除くようにしたい。動脈硬化の進行を防ぐには、運動が勧められる。歩くこと、ジョッギング、サイクリング、ハイキング、水泳、ダンスなど無理なく持続できるようなものを習慣づけてほしい。そのことで、閉経後急に忍びよる心筋梗塞や脳卒中の危険性を減らすことができる。

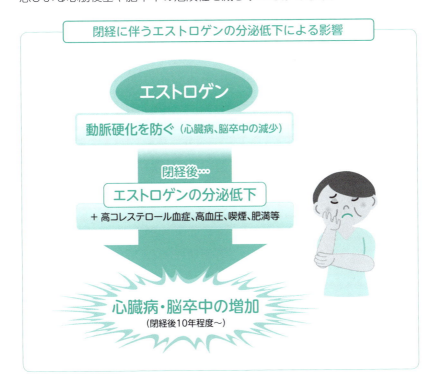

V 夜間労働の健康への影響

1 女性の夜間労働の増加

　一般に夜間の勤務を夜勤という。特に、午後10時から午前5時までの勤務を深夜勤務と呼んでいる。一方、シフト勤務（交代制勤務）とは不規則に夜勤がある勤務形態である。医療従事者などは、主にシフト勤務体制がとられている。両者を区別して扱うべきかもしれないが、健康に及ぼす影響では共通性もあり、一括して述べることにする。

　女性は、かつては医療従事者や旅客機の客室乗務員など、特定の職種以外は深夜の勤務は認められていなかった。その後、男女雇用機会均等法の改正に伴う労働基準法の改正により、18歳以上の女性の深夜勤務が可能となった。ただし、妊娠中または産後1年未満の女性に関しては、当人の請求があれば深夜業務につかせてはならない。

　欧米では労働者の15〜20％はシフト勤務を経験している。わが国では、男女雇用機会均等法の施行後、女性の夜勤が増えている。特に、近年増加している医療職、介護職などについている女性が多くを占めている。そのため働く女性の健康管理を論ずる上で、夜勤の健康への影響は重要な課題となっている。

2 夜勤のからだへの影響

　夜勤の頻度が多くなるとしばしば生活のリズムが乱れ、睡眠と覚醒のパターンや、体温や脈拍などの自律神経系がかく乱される。我々の生活のリズムは、自律神経以外にもいろいろなホルモンにより調節されている。多くのホルモンが、1日のうちでそれぞれのホルモンに特有な分泌動態を示

している。これを日内変動と呼ぶが、夜勤によりそのリズムも乱れる。例えば副腎皮質ホルモン(コルチゾール)は特有の日内変動を示す。すなわち、明け方から午前中にかけて分泌が高まり、逆に深夜の2時前後に最低となる。女性看護師が深夜勤務を行うと、その終了後から翌日の夜半までのコルチゾールの日内分泌リズムが乱れる。さらに、コルチゾール濃度は軽度ではあるが上昇する。コルチゾールはストレスの指標でもあり、夜勤自体がストレスとして作用していることになる。

　このように、自律神経系やホルモン分泌の24時間リズムが乱れるために熟眠ができなくなるという訴えもみられる。夜勤(交代制勤務)を行っている労働者の4割前後は、日中に強い眠気を訴えている。夜勤を始めた女性の70％は、疲労回復に要する時間が長引くようになったと報告している。また30％の女性が、夜勤により体調が悪化したと感じている。なお、夜勤といっても午前3時以後の夜勤(あるいは早朝勤務)の方が、3時前までの夜勤よりは日中の眠気、疲労感などが軽いようだ。夜勤により仕事中にも眠気があると、生産性や安全性が低下し、生活の質を保ちづらくなる。このような状態が長期化すると、高血圧などの生活習慣病、心血管障害、胃腸障害、うつ病などの発症につながる。また交通事故の原因ともなり得るので、職場の上司、産業医などの助言を得る必要がある。

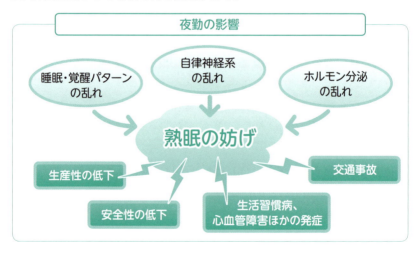

3　女性と夜勤

　夜勤シフト勤務者は、日中に睡眠をとることが多い。しかし、女性は家事や育児があると、日中にきちんと睡眠を確保することがむずかしい。特に子どもの学校の行事や子どもと接する時間をとりたいという思いもあり、子どもが学校に行かない週末には、十分な睡眠をとりにくい。睡眠不足は健康を損なうことになるが、なるべく夫や子どもと接する機会をもうけることも家庭の円満につながるものであり、精神衛生上きわめて大切である。両方のバランスをとりながら、心身の健全性を維持する必要がある。

　家事・育児は、予測しがたい事態が起こりやすい。そのため、夜勤の時間帯に関し融通がききにくいとストレスが高まる。職種や仕事の内容にもよるが、一般に男性と比べ女性は夜勤の勤務時間帯を自己都合で調整しにくい。すると心身の不調を訴える率が高まる。一方、男性では夜勤の時間帯の調整がむずかしくても、健康への影響はあまり問題とならない。つまり家庭での急な用事があると、多くは女性（妻）が対応しているのだろう。子どもが小さい、または子どもが多い女性では、柔軟な勤務ができることが望ましい。加えて夜勤がある女性にとって、家事や育児における夫の協力は大いに助かる。夫の理解がないと夜勤はむずかしい。女性の社会進出を促す前提条件として、家事・育児における夫婦間の責任分担をはっきり決めておく必要があるだろう。いずれにしても、多くの女性が夜勤に就くようになって日が浅い。夜勤に就く女性の健康への影響は、現在産業衛生上の重要な研究課題となっている。

4　シフト勤務とメタボリックシンドローム

　シフト勤務に従事している看護師は、メタボリックシンドロームになりやすいという研究がスウェーデンから発表されている。メタボリックシンドロームの危険因子として運動不足、肥満、生活のリズムの乱れ、ストレス、喫煙などがある。シフト勤務の労働者では、日中の勤務者と比較して体重

過多や腹囲の増加が高い頻度でみられる。また、中性脂肪の増加、善玉コレステロール（HDL-コレステロール）の低下、空腹時血糖が高めとなる傾向がある。つまり、シフト勤務者ではメタボリックシンドローム、あるいはその前段階にある者が増えている。シフト勤務者ではトータルの運動量は少なくないが、食事の量、食事をとる時間帯などに問題があることが多い。また、夜勤や不規則勤務に伴うストレスも、メタボリックシンドロームのリスクとなり得る。

　アメリカでの研究によると、長年シフト勤務についている看護師は糖尿病にかかりやすいことが示されている。ただし調査対象は白人女性であり、しかも肥満が関係している。一方、わが国では欧米ほど肥満女性は多くないので、適正な体重を維持すれば、メタボリックシンドロームや糖尿病のリスクを気にする必要はないかもしれない。

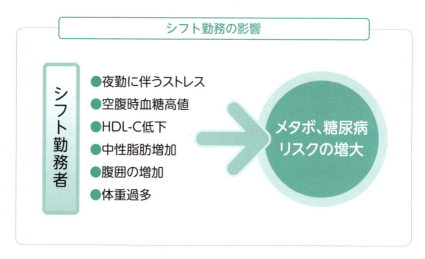

5　夜勤と不眠

　睡眠障害は、一般に男性より女性の方が多い。また、年齢とともに不眠で悩む人は増えてくる。わが国の調査によると、シフト勤務をしている看護師の不眠症は30％近くにもなり、一般にいわれている不眠症の3～4倍であ

る。特に、喫煙者で不眠症の頻度が高い。しかし、たばこは不眠症の原因なのか、結果なのかは不明である。

　アメリカでの研究では、シフト勤務／夜勤勤務者の10％程度が不眠や眠気を訴えている。このことは、仕事の安全性や生活の質を低下させることになるが、加えてさまざまな病気に罹りやすくなる。例えば、不眠などを訴えているシフト勤務／夜勤勤務者は、不眠がないシフト勤務／夜勤勤務者や日中のみの勤務者と比較して、胃・十二指腸潰瘍やうつ病の発症率が高まる。さらに休職や仕事に関連する事故も増え、家族や社会との関わりも低下する。シフト勤務／夜勤勤務者の不眠症は、高血圧、心臓病、糖尿病などのリスクも高めると言われている。さらに夜勤をしていないと、不眠症があっても心臓病やうつ病などの発症リスクはシフト勤務／夜勤勤務者より少ないということである。つまり、シフト勤務／夜勤勤務者で不眠症があると、注意する必要があるということになる。

　女性に、一般にいえることだが、更年期障害のひとつに不眠がある。閉経後の女性の半分近くが睡眠に悩んでいる。おそらくエストロゲンの低下も関与している。また、妊娠中や月経のある女性では黄体期（排卵後から月経が始まる前）にも睡眠が十分にとれなくなる。このように、女性は卵巣の機能状態により睡眠の状態が変化する。

6　夜勤による健康への影響に男女差がある

　ヨーロッパで行われた研究で、鉄鋼工場での夜勤の睡眠への影響をみたところ、男性と比べ、女性の方が睡眠の障害や眠気を訴える割合が高かった。それ以外にも、女性の方が疲労感、精神面での悩み、消化器症状、循環器症状などの訴えが多かった。おそらく、夜勤に対する抵抗性が低いことによるのだろう。ただし、40～50歳を越えてくると、女性におけるこれらの訴えは減ってくる傾向にある。一方、男性では年齢とともに夜勤によるからだへの影響は増してくるようだ。なお、夜勤による疲労が原因と思われる事故は、男女の間で差はないとされている。

夜勤に対するからだへの影響の男女差は、どうして生ずるのであろうか。ストレスに反応して分泌されるホルモンであるコルチゾール濃度を、夜勤のある男女で測定した研究がある。すると、女性の方が夜勤によりコルチゾール分泌に若干の変化がみられるという結果であった（宮内文久、労働者健康福祉機構資料）。

　シフト勤務、あるいは固定した夜勤の勤務が動脈硬化を促進するか否かをみたフィンランドの研究がある。対象は、まだ動脈硬化が進行するような年代ではない20代、30代の男女である。動脈硬化の指標は、総頚動脈の内中膜の厚さをエコーで測定した。すると男性では動脈硬化に相当する変化がみられたが、女性では夜勤の影響はみられなかった。おそらくこの年齢層の女性では、卵巣からのエストロゲンが十分に分泌されており、エストロゲンが動脈硬化の進行を防いでいるのだろう。ただし、エストロゲンが著減する閉経後（50歳以降）では、男性と同様に夜勤による影響を受けるものと思われる。

　夜勤のメンタルヘルスへの影響には性差がある、という報告がある。イギリスにおける調査で、シフト勤務にある女性では不安やうつ気分の頻度が高まるが、男性では固定的に夜勤を行っている者に不安やうつが増加する。ただし、同じ夜勤でも男女の勤務内容が異なる可能性もあり、厳密な比較は無理であろう。

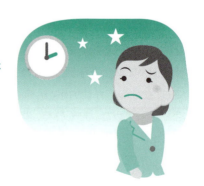

夜勤による健康への影響には男女差がある。

7 夜勤とがん

　最近、夜勤がある勤労女性では日中の勤務に従事している女性と比較して、乳がんの発生率が高まるという報告が関心を集めている。特に日内リズムが乱れるシフト勤務で、乳がんが問題視されている。欧米における調査によると、30年を越えるシフト勤務に従事すると、乳がんの発生率は2倍を超えることになる。逆に30年未満なら、ほとんど問題にならないということでもある。これまで報告されたシフト勤務と乳がんの関係をみた研究では、両者の関係を肯定する方が多いが、否定する研究もあり、いまだ決定的な事実という段階ではない[注1]。

　世界保健機関(WHO)の外部機関である国際がん研究機関(International Agency for Research on Cancer;IARC)では、シフト勤務自体を発がん性グループ2A(probable carcinogen:ヒトに対する発がん性がおそらくある)と認定している[注2]。

(注1) 現在夜勤そのものが乳がんの発生に関係するという証拠はなく、夜勤のある勤労女性が乳がんになっても、世界的には労災認定の対象とならない。ただし、デンマークでは労災とみなされる。
(注2) 国際がん研究機関(International Agency for Research on Cancer;IARC)は、発がん性のリスクとなる化学物質、薬剤、放射線、環境物質、嗜好品、病原菌、職業などを指定している。職業に関しては以下のものが挙げられている。ただしこれらの職業自体が発がんと関連するものではなく、当該職業のなかで職場環境、勤務時間などさまざまな要因が重なると発がんに結びつくことがあり得るとの解釈が妥当である。

グループ1 (ヒトに対する発がん性が認められる;carcinogenic)	アルミニウムの精錬、オーラミンの製造、石炭ガスやコークス製造など
グループ2A (ヒトに対する発がん性がおそらくある;probably carcinogenic)	金属コバルト調整、石油精製、日焼けランプの照射、シフト勤務
グループ2B (ヒトに対する発がん性が疑われる;possibly carcinogenic)	ドライクリーニング、印刷作業など

　しかしシフト勤務といっても勤務形態はさまざまであり、生体リズムのかく乱の程度にもいろいろな要素が関係する。具体的にどのようなシフト勤務が問題となるかが、研究課題となっている。また乳がんの発生率は人種差があり、アジア系の人種は他の人種と比較して発生率は低く、食生活などの環境因子も関係する。したがって、欧米の調査結果がわが国のシフト

勤務に就いている女性にあてはまるかは疑問である。

子宮体がんに関しても、夜勤をしている高度な肥満女性で増加するという報告がある。肥満や夜勤による月経不順などが、複合的に子宮体がんのリスクと関連していると考えられる。

なお、男性においてもシフト勤務と前立腺がんや膵臓がんなどとの関係が指摘されているが、確定したものではない。

8　夜勤がなぜ乳がんと関係するのか

最近、脳から出るホルモンであるメラトニンには、がんの発生を抑えるような作用があるのではないかといわれている。では、メラトニンとはどういうものなのか。われわれのからだは、一日において特有のリズムを呈する。これは概日リズムと呼ばれ、体内時計によって調節されている。体内時計の中枢は、脳内の視床下部に属する視交叉上核である。ここでは目の網膜で感じた明暗刺激を検知して、その情報を脳内の松果体という内分泌器官に伝える。松果体は明暗刺激に応じてメラトニンというホルモンを分泌し、生殖機能や免疫機能や情動などの調節、催眠作用、抗炎症作用などに関わっている。生殖機能に関しては、月経の周期の微調節、初経や閉経のタイミングにも関係している。メラトニンは光刺激にさらされない夜間に分泌が亢進し、逆に日中は低くなる。夜間でも人工的に光刺激を与えると、メラトニン分泌は抑制される。したがって、夜間明るい環境で過ごしている夜勤がある女性では、一般にメラトニンが低下する。夜勤によるメラトニン作用が不足することが、乳がんの発生率を高めている一因と考えられている。これまでいくつかの研究において、メラトニンが低下するような場合に、乳がんや子宮体がんのリスクが高まることが示されている。メラトニンは、乳がんなどエストロゲンが関連するがんの発育を抑えるような効果があるとされている。この機序として、メラトニンは性中枢（脳内の視床下部という部位で卵巣機能を調節している）に作用して卵巣機能を抑制する、乳腺におけるエストロゲンの産生を低下させる、あるいは乳がん細胞に対してエ

ストロゲンが作用しにくくすることなどが考えられる。

　一方、タバコ、肥満、子どもを産まないことなども、メラトニンの低下と関連している。これらは、夜勤をしている女性であてはまることがある。例えば、夜勤がある看護師のうち約6人に1人に喫煙習慣がある。このため、単に夜勤がよくないというのは早計かもしれない。さらに乳がんの発生頻度は人種差があり、アジア系人種では比較的発生率は低い。上海在住の中国人女性を対象とした調査では、夜勤と乳がんとの関連は認められなかった。同じ東洋系である日本人女性でも、同様なことがいえるかもしれない。

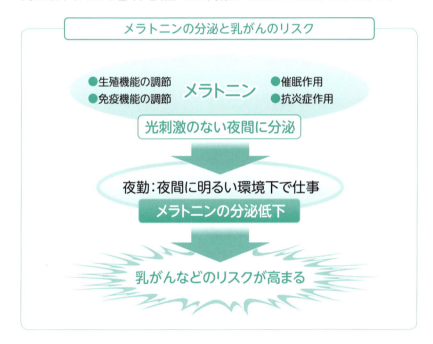

9　夜勤の生殖機能への影響

　夜勤をともなう不規則な勤務にある女性では、月経周期が長くなったり、逆に短くなったりする率が高まる。いずれも卵巣機能の軽い障害である。このような状態が半年程度続いても医学的にはあまり問題はないが、月経

が不順ということで不安になることもあるだろう。だが、妊娠を希望する場合に妊娠に至るまでの期間が長くなるということはあり得る。

　同じ夜勤がある仕事でも、夜勤のみと夜勤を含む不規則な勤務（シフト勤務）とでは、生殖機能に及ぼす影響が異なるようだ。すなわちシフト勤務についている女性では、日中の規則的な仕事をしている女性と比べ月経の異常は33％多く、さらに子どもができないという悩みは80％も高い。つまり、同じ夜勤でも、日内リズムが乱れるシフト勤務の方が卵巣機能への影響は大きいようだ。一方、夜勤のみの勤労女性では月経や妊娠しにくいといった問題はあまりないが、妊娠した場合の流産率が29％高い。いずれにしても、夜勤があると出産するチャンスが低下するという可能性はある。妊娠を希望する女性、あるいは妊娠している女性それぞれに望ましい勤務システムを考慮する必要がある。ただし、夜勤といっても仕事内容はさまざまであり、夜勤と健康との関係は単純ではない。

10　夜勤に伴う健康障害を防ぐにはどうするか

ｉ　可能な限り生活のリズムを保つようにする

　夜勤による健康への影響を防ぐ、または最小限にするためには、可能な限り睡眠と覚醒のパターンを一定化すること、昼間睡眠をとる際には夜間のように真っ暗な状態にすること（これはメラトニン分泌を高めることにもなる）、電話、来客などで睡眠を妨げられないようにすること、夜勤中に仮眠をする、勤務の終了時間に近づいたらコーヒーを控えることなどである。また、覚醒時には日にあたることや運動を積極的に行う。

　夜勤勤務者によくある勤務中の眠気に対し、サプリメントとして用いられているメラトニンが眠気を抑えるのに有効との説もある。アメリカでは眠気を抑えるための薬剤（モダフィニル、アルモダフィニル）も認可されているが、わが国では利用できない。なお、わが国においてシフト勤務が多い看護師の生活習慣を調査した研究によると、平均睡眠時間は6.4時間とやや短めであった。できれば7時間の睡眠を確保したい。

ii 運動を積極的に行う

夜勤者では疲労感が強く運動をする気にならないだろうが、むしろ積極的に運動を奨励したい。運動により日中でも良い睡眠がとれるようになり、夜間の仕事への移行もスムーズにできるようになる。実際、夜勤者では特別に運動をする時間を見い出すことはむずかしい。日常の生活の中で運動をすることが重要である。例えば、時間が許す限り歩くこと、できれば早足で歩くこと、暇を見つけてストレッチングや腹壁に力を入れることなどは、忙しい生活の中で実行可能である。

iii 食事の取り方に工夫

食事に関しては、間食を控えるようにしたい。また、夜勤を控えると夕食を摂りすぎることが多いので注意したい。夜勤かどうかによらず午後10時から翌日の午前6時までは、食べるとしても軽い食事とする。なお、水分は充分にとるようにする。

夜勤に伴う健康障害の予防

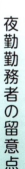

夜勤勤務者の留意点

① 生活のリズムを保つ
　・睡眠と覚醒のパターンを一定化

② 積極的な運動
　・日常生活の中でのちょっとした運動

③ 食事の取り方に工夫
　・間食を控え、夕食の摂りすぎに注意

④ 体重、腹囲のチェック
　・急に増えれば要注意

⑤ 積極的な仮眠
　・仕事の能率、健康の観点からも積極的に検討

⑥ 夜勤スケジュールの工夫
　・規則的かつ予定に従った夜勤

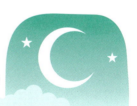

iv 体重, 腹囲のチェック

シフト勤務者ではメタボリックシンドロームや糖尿病のリスクが高いことを前述したが、カロリー摂取や体重を適正に保つ、禁煙、運動などに努めることで予防することができる。一般に体重、腹囲などは年齢とともに徐々に増加するが、それらを定期的に自己チェックし、急に増えてくるようだと要注意ということになる。

v 仮眠をとる

夜勤中に仮眠をとると眠気が減り、仕事の能率が上がるといわれている。仮眠の時間は60〜120分程度が望ましい。前に述べたが、夜勤によるメラトニン分泌の低下が乳がんのリスクを高めるのではないかといわれている。メラトニンが低いとエストロゲンが上昇する傾向があるが、夜勤中に仮眠をとると、エストロゲンのレベルは夜勤がない女性と同様となる。メラトニンと乳がんとの関連にエストロゲンが関与しているならば、夜勤中の仮眠が乳がんリスクを減らすことになるのかもしれない。一般に勤務中に睡眠をとることは、仕事に対する意欲の欠如とみる向きもあるが、仕事の能率、リスクマネジメント、そして何よりも労働者の健康を守るといった観点から、積極的に検討されるべきであろう。

vi 夜勤のスケジュールの工夫

交代性勤務のスケジュールにより、からだへの影響が異なるといわれている。日勤→夕勤→夜勤と各1日ずつ順繰りに遅らしていく方が、日勤→夜勤→夕勤と間隔が不規則となる勤務体制より眠気が少なくなる。さらに、あらかじめ夜勤のスケジュールが決められている方が健康への影響は少ない。また、連続する夜勤日数をなるべく減らす。なぜならば、夜勤が連続するにつれて事故のリスクが高まるからである。なお、非番時間は24時間以上とすることが望ましい。

Ⅵ 勤労女性と婦人科疾患

1 子宮内膜症

　子宮の内腔は子宮内膜という組織に覆われており、そこに受精卵が付着して着床発育することで妊娠が成立する。また妊娠が起こらないと、月々に子宮内膜ははがれ、血液とともに膣から体外に排出されるのが月経である。本来子宮の内側にしか存在しない子宮内膜とよく似た組織が、骨盤内に発生し増殖する状態を子宮内膜症という。特にできやすい場所として、卵巣、卵管、子宮と直腸の間（ダグラス窩）、膀胱壁、大腸や小腸、腹膜などである。なお、卵巣に発生するものは、卵巣の中に血液が貯留し卵巣が大きくなる。これを子宮内膜症性嚢胞という。良性疾患ではあるが、子宮内膜症性嚢胞は0.5％程度卵巣がんに転化することもある。

　子宮内膜症で問題となるのは、激しい月経痛や月経時以外にも慢性的な下腹部痛がある。また、排便痛、性交痛などを伴うこともある。さらに子宮内膜症があると、子どもができにくくなる。このように、子宮内膜症は女性にとって大変悩ましい病気であり、約10人に1人が罹患している。子宮内膜症は卵巣機能が正常で、月経が規則的にみられる女性に多く、過去において中断されることなく規則的な月経を経験した期間が長いほど発症リスクが高まる。したがって初経が早く、初経以降長い間子どもを産まないと発症リスクが高まる。現代女性によくあてはまる初経年齢の低年齢化、結婚や出産年齢の上昇、少子化、未婚女性の増加などは、まさに子宮内膜症を増やす要因となっている。

　月経痛がひどいと、仕事の有無にかかわらず女性の生活の質（QOL）を低下させるが、勤労女性では月経痛のため仕事を休むこともまれではない。また、仕事をしていても仕事の能率は低下する。なお月経痛が強く日常生

活に支障をきたし、治療を必要とするものを医学的には月経困難症と診断することを前述したが、子宮内膜症は月経困難症の原因となる疾患のなかで最も頻度の高いものである。

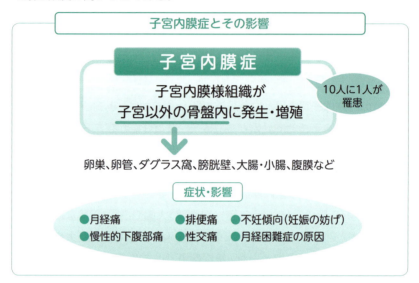

2　仕事と子宮内膜症

　イギリスにおける調査では、子宮内膜症がある女性の17％は痛みのため就労ができない、あるいは36％は症状が強く仕事の継続が困難であるとか、仕事を変えざるを得なかったという結果であった。仕事を続けている女性でも、月経痛のため月々数日間欠勤することもある。上司が男性の場合は、婦人科疾患について説明するのがはばかられる。では、女性の上司の方が病気に対する理解を示してくれるかというと必ずしもそうではない。月経痛が激しくない女性の上司は、自分も痛みをがまんして仕事を続けてきたのでやればできるといって、男性よりもむしろ厳しい態度で接することもある。男性を含め社会全体が月経をタブー視せずに、その痛みは個人差が大きいということを知ってもらいたい。

　働いている女性に子宮内膜症が多いということはない。ただ、仕事を継

続している女性はもっぱら家事を担っている女性と比較して未婚率が高く、既婚であっても子どもの数が少ない傾向がある。そのため子宮内膜症の発症リスクは高くなる。

　仕事に伴うストレスと子宮内膜症との間に関連があるだろうか。ストレスが一定のレベルを超えると、増悪、改善の両様に影響する可能性がある。つまり中等度のストレスは、子宮内膜症に付随する痛みを増強する。さらにあくまでも動物実験ではあるが、ストレスを負荷すると子宮内膜症が発生しやすくなるという結果が示されている。一方、卵巣機能が低下する程度の高度なストレスがあると、子宮内膜症の発生や進行は抑えられる。しかし、卵巣機能の低下は別な意味で好ましくない影響を及ぼすものであり、いずれにせよ過度なストレスは避けるべきである。

　子宮内膜症で就労を妨げるのは痛みである。薬物療法や手術療法は痛みの軽減につながる。専門医に相談すれば、痛みでもって仕事を休む、辞めるということを防ぐことは十分可能である。

3　子宮内膜症は未婚、不妊と関係する

　子宮内膜症は子どもを産まない、あるいは不妊の女性に発生しやすいが、いったん発生すると二次的に不妊の原因となる。つまり、子どもを産まない状態が長く続くと子宮内膜症になりやすく、逆に子宮内膜症になると子どもができにくくなる。なお、子宮内膜症は妊娠・出産により病変が縮小または消失する。さまざまな治療法のなかで、妊娠は最も効果的な治療法ともいえる。

　このように、子どもを産まない状態（不妊）と子宮内膜症は悪循環を形成する。したがって子どもを産み終えた女性はかかりにくく、子宮内膜症で悩んでいる女性の多くは現在子どもがほしい、あるいは将来子どもを作りたいという女性が大部分を占める。35歳を過ぎて子宮内膜症がある不妊女性は、自然に子どものできる確率は低く、標準的な不妊治療も効果が低い。そのため、体外受精などの高度な不妊治療に頼らざるを得ない。

4　子宮内膜症のある勤労女性の家族計画

　勤労女性では将来結婚、出産を希望している方は多い。しかし、子宮内膜症になると子どもができにくくなる。しかも自然治癒はごくまれで、徐々に進行する病気であり、仕事を続けていくとますます子どもをもうけるチャンスが減ってくるというジレンマがある。もし結婚しているならば、できるだけ早期に子どもを作ることを勧めたい。なぜならば、病気がない女性でも加齢とともに生殖機能が低下するが、子宮内膜症があると低下の速度が加速されるからである。妊娠がむずかしければ専門医に相談してほしい。30歳代後半になると、妊娠の確率は著しく低下する。

　未婚の場合には、腹腔鏡などを用いた手術による子宮内膜症の治療を優先するかどうか判断に迷う。妥協策として、子宮内膜症の進行を遅らせる（改善させる）ことが可能なホルモン剤もあるので、医師とよく相談した方がよい。いずれにしても妊娠を妨げてしまう病気であり、そのような病気を抱えながら仕事を継続するのは大変つらいことである。ただし、生死に関わる病気ではなく、痛みをコントロールできれば日常生活を普通に送ることが十分可能であり、それほど悲観的になることはない。

5　子宮筋腫

　子宮のほとんどは、平滑筋という筋肉で構成されている。そこからでる良性腫瘍が子宮筋腫である。発生頻度は極めて高く、30歳以降の女性の3人に1人程度といわれている。小さな子宮筋腫まで含めると50％以上の女性に子宮筋腫がみられ、子宮摘出手術の理由として子宮筋腫が最も多い。子宮筋腫は必ずしも勤労女性に多いわけではないが、子宮内膜症と同様に未婚または子どもを産まない、あるいは子どもが少ない女性に多くみられるため、働いている女性では特に頻度が高くなる。

　子宮筋腫は、子宮の外側に発育するもの（漿膜下筋腫）、子宮の内側に飛び出すもの（粘膜下筋腫）、子宮の壁の中に発育するもの（筋層内筋腫）などが

ある。症状は発生部位により異なり、無症状であることもまれではない。子宮筋腫が発育して子宮が全体として大きくなると、おなかの上からでこぼこした硬いものを触れる、あるいは下腹部が膨れてくる。おなかの上から触れるようだと、かなり成長した子宮筋腫ということになる。また、子宮の前方にある膀胱を圧迫するような大きさになると、膀胱の容量が小さくなり、頻尿となる。粘膜下筋腫や筋層内筋腫などで子宮の内側（子宮内膜という組織が覆っており、これが出血をともなってはがれるのが月経である）の表面積が拡張すると月経の量が増え（過多月経）、貧血の原因となる。なお、規則的に月経がある女性にみられる貧血の原因の95％以上は、子宮筋腫などの婦人科疾患によるための過多月経である。特に、粘膜下筋腫は小さいものでも過多月経を起こしやすく、しかも月経が長引く原因となる。さらに、発育した筋腫が変性（なかで出血が起こったり、酸素不足となることで腫瘍組織が壊死に陥る）すると痛みが発生する。

　子宮筋腫は、不妊や流産、早産の原因ともなる。特に粘膜下筋腫や筋層内筋腫によって子宮の内側（子宮の内腔）が変形するようだと不妊の原因となる。

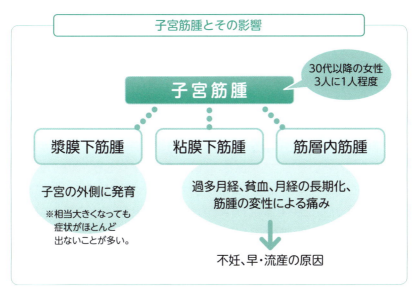

子宮筋腫の発育にはエストロゲン（女性ホルモン）が必要であり、そのため思春期前や閉経後に発生することはない。したがって子宮筋腫で悩んでも、閉経まで何とか対処できればその後問題となることはまずない。
　なお、治療に関しては対症療法ではあるが、貧血を是正するために鉄剤を服用する。また卵巣の機能を抑えるような薬剤もあるが、効果は一時的であり、基本的には手術療法にて子宮筋腫を除去することになる。治療をするかどうかの判断は、子宮筋腫による症状がどのくらいつらいかによりなされる。貧血がコントロールでき、症状をがまんできれば経過をみることができる。

6　勤労女性と子宮筋腫

　子どもを作らずに長い間働き続けてきた女性の子宮筋腫の有病率が高くなることは、すでに述べた。30歳代後半まで仕事を続け、しかも子宮の内腔を変形させるような子宮筋腫が発生していると、子どもを作ることがむずかしくなることも述べた。したがって子どもを作らないで働き続けている女性にとって、子宮筋腫ができていないかは大変気がかりなことである。では当分の間結婚、妊娠の予定がない勤労女性が、子宮筋腫のリスクを減らすことは可能だろうか。子宮筋腫は肥満女性に比較的多く、体重を適正に維持することは予防効果があるだろう。また、経口避妊薬（低用量ピル）を10年間服用すると、リスクは30％低下する。ただし、子宮筋腫のリスクを減らす目的のみで経口避妊薬を使用することは勧められない。
　子宮筋腫があることで困ることは月経の量が多い、あるいは月経が10日間以上も続くといったことである。このため仕事を休むか、仕事の量を減らさざるを得なくなる。また、貧血のために通勤や体を動かす仕事がきつくなるといったこともある。このような症状があれば治療が必要となる。
　治療に関しては、一時的には（半年間程度）ホルモン療法で症状を抑えることができるが、治療の基本は手術療法である。将来子どもが欲しい女性では子宮筋腫のみ切除し、子宮を残す手術が選択される。ただし子宮筋腫

はエストロゲンがなくなると縮小するので、閉経を迎えてしまえば問題となることはほぼないということは既に述べた。そのため、50歳に近づいている女性では手術の決断に関しては慎重を要する。

7 勤労女性と不妊症

　昨今の晩婚化や勤労女性の増加により、仕事と不妊治療の両立で悩んでいる女性が増えている。女性における不妊とは、生涯不妊であるということはきわめて少なく、何歳で子どもを作りたいかによって、妊娠の確率が変わってくる。例えば同一女性でも25歳なら子どもを産めるが、35歳で妊娠を希望したら不妊となることもあり、年齢とともに不妊の割合が高くなる。一方、職業人としてのキャリアを確立したい女性は、一般に結婚、出産は遅れることになり、そうなると不妊治療を希望する勤労女性はますます増えるだろう。まさに今日的問題といえる。

　不妊の治療には、排卵前、排卵の時期、排卵後など月経周期に応じた特有の状態をみる必要があり、そのため受診日は月経から何日目かということで決まる。つまり、女性の仕事のスケジュールに合わせることはできない。また、治療には平均で数カ月から半年ぐらいかかるため、有給休暇を使うことや、遅刻・早退を繰り返すのもむずかしくなる。また、一般的な病気ならともかく、不妊の治療で通院しているということを職場で切り出すのは容易ではない。そのため、正社員からパート勤務に変更せざるを得ないこともある。しかしそのことで収入が減って、治療費を払うのが大変であるという悩みを抱えることも多い。さらに、不妊治療は体外受精などの高度な不妊治療を行っても、年齢などにもよるが、20〜50％程度の妊娠率である。そのためうまくいかなかった場合に、期待していた子どもができないことへの落胆に加え、せっかくのキャリアを中断したことを悔やむことにもなる。

　少子化が社会問題として注目されている現在、多くの職場において勤労女性の子作りに理解を示していただきたい。一部の会社では、治療に専念できるように長期休職を認めたり、治療のための経済支援制度などを用意

している。また、晩婚化が進んでいる現在ではむずかしいことだが、いずれ子どもがほしいというのならば35歳までに子ども産むか、不妊治療を開始するかを夫婦で話し合ってほしい。もちろん40歳でも自然に妊娠することもあるが、母児の異常は明らかに増えてくる[注]。新しい出生前診断の希望者が多いのも、主に母親の高齢による児の異常の有無を確認したいからである。また、高齢で子どもができても、産後の回復に時間がかかり、育児による体力の消耗も大きい。その結果、キャリアの継続にも支障をきたすこともあり得る。キャリアを築いてから子どもを作るのか、若いうちに子どもを作り、子育ての負担が軽くなってからキャリアを固めるのかの選択となる。また、自然に子どもができないため不妊治療を行った場合には、多くは高度な不妊技術に頼らざるを得ず、それでも成功率は10％程度と著しく低下する。いかに医学が進歩しても、年齢による生殖能力の低下をもとにもどすことはできない。

(注) 卵の老化による不妊を回避するために、比較的若いうちに卵を採取して凍結する方法はあるが、成功率、卵の長期保存による生まれてきた子に関する安全性、その高いコストなど問題は多く、専門学会としては医学的に特別な理由がない限り、無制限に卵の凍結保存を行うことを正式には認めていない。

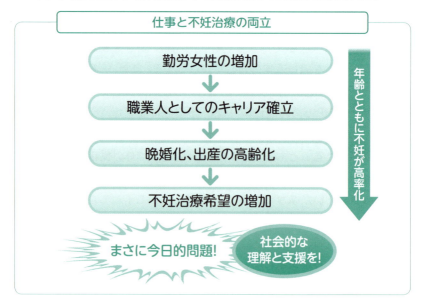

VII がんの治療と仕事の継続

1 がん治療と就労の両立

　近年、健診の普及や診断技術の進歩により、がんが早期の段階で発見され、生存率は治療後5年の時点で6割近くとなり、仕事を継続できる人が増えている。一方、勤労世代でがんになる人数は、毎年20万人を超える。

　これまで医師は、がんを治癒させることに全力をあげてきた。しかし、治療後も仕事を継続することで社会と積極的に関わることができ、さらに経済的にもゆとりがあるということは、患者の生活の質や幸福度を高めることになる。もし離職すると、がんを患ったことによる動揺や将来への不安に加え、社会との接点がなくなることによる孤独感および経済的な不安などが重なり自信を喪失し、さらに気分が落ち込んでしまう。また、がんは元来病弱の人が罹りやすいというものではない。それまで健康には自信があり、少々体調をくずしても仕事を休まずに続けてきたような人ががんを患い、仕事を中断せざるを得なくなると、落胆は格別である。これまで、医療統計では治療による生命予後を重視してきたが、患者の視点に立つと仕事に戻ることによって真にがんを克服したことになる。また、がんを克服して社会に出ることで、多くの人に理解され、支援を受けることでこれまでとは異なった世界が見えるようになり、人生をより深く味わうことができるようにもなる。

　がんは現在2人に1人が罹患する時代であり、そのうち1/3は就労可能年齢（15～64歳）で罹患する。現在仕事に就きながら通院している者は、32万人を越えている。このような状況で、がんを患った者に対して社会全体が協力して就労を支えていかなくてはならない。しかしながら、現実は医学的には十分働ける状態であるにもかかわらず、"がん"をひとくくりに扱い、

就労を疑問視するような偏見がいまだ世間一般に見受けられる。がんに関する非合理的で時代錯誤的なイメージが、一部ではあるがいまだ残存しているのは大変残念である。

がん治療後の復職に関しては国でも積極的に取り組んでいる。特に女性は男性と比べて、比較的若い時期にがんを患うことが多く、仕事とがんの治療の両立は大変重要な問題である。

一方、がん治療後の復職に関する、雇用者側の理解がいまだ充分とはいいがたい。厚生労働省の研究班の調査によると、がんと診断された後に約1/3が依願退職または解雇されている。また、復職しても以前どおりの仕事ができず、全体の半数近くが減収となってしまっている。現在、労働者健康福祉機構などの団体が産業医・産業保健スタッフなどと連携して、がんの治療と就労との両立を支援するための啓発活動を精力的に進めている。がん治療後の労働者の復職を支援する動きが全国的に展開されることが強く望まれる。

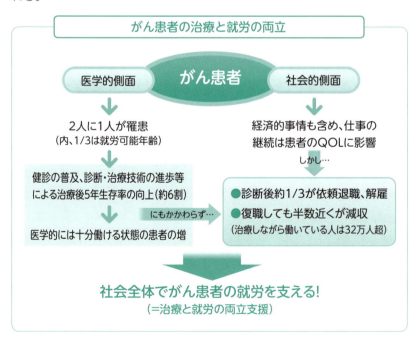

勤労世代のがんの治療にあたる医療従事者は、可能な限り復職を勧めることや、治療による問題点や仕事を続ける上での留意点を細やかに説明する必要性を認識しつつある。もし復職に関しての疑問があれば、担当医師、産業医、社会保険労務士などに相談していただきたい。

　なお、がんを患った女性の復職を支援する際に、がんに罹患したことによる精神面への影響に配慮することがきわめて大切である。当然のことながら不安やうつ状態に陥りやすく、自殺念慮も出てくる。乳がん患者では、うつ病の有病率は10～25％といわれている。年齢が若いほど、あるいは化学療法を受けた場合にはうつ病の発生率が高まる。復職を支援する際には、その前提条件として精神心理面が仕事に耐えうるかどうかという確認がなされるべきである。

2　がんの治療による影響

　治療後の復職に際して、医学的に問題となるのは疲れやすさや集中力の低下である。これらはしばらく仕事を離れたことや、治療の影響で身体能力が低下したことが関係している。さらに、がんに罹患したという精神的な落ち込みのために、仕事に対しての前向きな気持ちが減退したことも大きいだろう。疲れやすさや集中力の低下に対しては仕事を辞めるのではなく、むしろ徐々に仕事に慣れていくことが最良の対処法となる。

　がんの治療の主流は手術である。どのような手術を行ったかにより、復職への影響は異なる。通常は機能障害を極力防ぐような手術がなされるが、人工肛門や尿を腹壁から排出する手術（尿路変更術）を行った場合には、日常生活において制約を生ずることもある。また顔、頸部など外見に変化が生ずるような手術は社会復帰に影響することもあるが、婦人科系の手術自体で社会復帰の妨げとなるようなものは少ない。

　また化学療法（抗がん剤治療）には吐き気、嘔吐、筋肉痛、関節痛、手足のしびれ、脱毛あるいは骨髄機能の抑制（白血球、血小板の減少など）、腎障害などの副作用がある。なお吐き気、嘔吐などは一過性であるが、がまんでき

なければ吐き気止めなどを用いて対処する。筋肉痛などの痛みも一時的なものが多い。また、脱毛に関しても徐々にではあるが元の状態になる。しばらくの間はかつらやスカーフなどを使用すれば、あまり人目も気にすることなく活動できる。現在精巧なかつらがあり、ほとんど気にせず外出できる。骨髄抑制はやっかいで、白血球が著しく低下すると感染しやすくなり、外出や人との面会を控える必要があり、仕事を中断することもある。必要に応じて、薬剤の投与量や投与方法を変えるか、あるいは他の薬剤に変更する。

　放射線療法に関する副作用は、照射部位によりさまざまである。腹部への照射は食欲低下、吐き気、下痢、頻尿などを伴うが、一過性であり治療終了後には軽快する。照射部位が一定の範囲内に限られていれば、治療後の就労を妨げる心配は少ない。

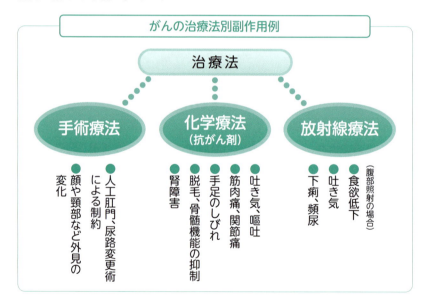

がんの治療法別副作用例

3　復職を容易にするためには

　復職のタイミングは、医師や会社ともよく相談して慎重に決定しなければならない。体調の回復が不十分な段階で復職しても、仕事の継続が困難

になることもある。立ち仕事や重たい物を運んだりする仕事、ストレスがかかる仕事の場合には、復職するまでに充分な期間をとった方がよい。また、復職しても一気に元の仕事量をこなさずに、段階的に仕事を増やすようにした方がよい。できれば、しばらくの間は会社側が仕事内容を復職者の状況に合わせてくれるのが理想である。復職すると、すべて以前と同じような生活をしたくなるものである。家事、買い物、育児、趣味なども一気にふだんのようにやりたくなる。しかし、治療後は体力や気力が完全に回復するのには長期間かかる。仕事に復帰しても当分の間は仕事を優先して、仕事以外の家事などは最低限のエネルギーを費やすようにする。

　復職者の4割程度は、復職してみて以前と比べて自分の仕事の遂行能力が低下していると感じている。また4割近くは、職場における自分の将来の活躍への期待がしぼんでしまったと思っている。このようなことで自信や希望を失い、挫折してしまうこともある。さらに治療の費用や休職による減収などで、1/3は経済的な問題を抱えてしまう。特に女性の方が経済的な困難性が大きいようだ。上司をはじめ周囲の人たちは、復職者のこのような心情や状態を配慮しつつ、職場の一員として温かく接していただきたい。ただし人によっては、がんに罹患したことを多くの人には知られたくない、プライバシー事項と思っている人もいるであろう。このような場合には、周囲の者は特別扱いをしすぎないように気をつけていただきたい。できればがんに罹患し、つらい治療を成し遂げたという苦しかった体験を、職場の同僚が共感してくれると支援を受けやすい。上司や同僚からの支援は仕事を手伝ってもらうことなどもあるが、より大切なのは周囲の理解と精神的なサポートである。実際には、ほとんどの方が自分の病気のことを職場の仲間たちに伝えている。

　いずれにせよ、がん治療後の人を温かく迎えることで、一緒に働いている人たちに優しい職場であるというイメージが広まることになる。そのことで職員と会社との信頼関係が深まり、ひいては会社の生産性にも寄与することが期待される。

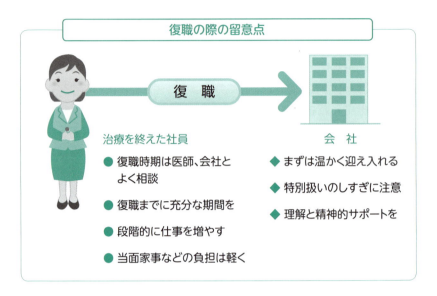

4 乳がんと復職

　勤労女性が罹るがんで最も多いのは、乳がんである。乳がんといってもその進行度はさまざまであり、対応は個別的となる。一般には乳がんにかかっても仕事は継続できる。乳がんの治療後の復職率は国や民族により異なるが、一般には他のがんと比べ復職率は高い。デンマークにおける仕事の継続率は80％を越えている。スウェーデンの女性は、乳がんの治療後72％は治療前と同じ勤務をしている。15％の女性は仕事時間を短縮し、11％は復職していない。アメリカの白人女性、アフリカ系アメリカ人はそれぞれ93％、90％が復職しているが、ヒスパニック系では76％であった。

　わが国においては、約6割は治療前と同じように仕事を継続している。15％の女性は仕事を減らしながら続けている。しかしながら16％は仕事を辞めている。わが国でも、復職率を上げるためのさまざまな取り組みを進めている。

　乳がんは進行度、治療法、年齢などにより復職率は異なる。治療法としては手術、放射線、薬物療法（抗がん剤）などである。単に手術のみの治療だと、

2週間以内に仕事に復帰することは十分可能である。化学療法（抗がん剤治療）や放射線を受けると通院期間は長くなるが、仕事をしながら治療を続けることができる。化学療法は脱毛、倦怠感などの副作用はあるが、外来で行うことが可能となり、勤務と治療を平行して行うことができる。また、乳がんではエストロゲン分泌を抑える、あるいはエストロゲン作用を打ち消すようなホルモン療法を化学療法と併用することが多く、更年期症状を訴える女性が半数近くみられる。しかし、それに対してエストロゲンを補充することができず、働く女性では大変悩ましいことになる。

　乳がんは、からだの中の見えない部分に発生したがんと違い、女性の特徴ともいえる乳房を消失していることに毎日気づくことになる。そのため、がんにかかったこともさることながら、乳房喪失感で悩む女性もある。もちろん乳房再建術の技術も進んでいるが、仕事を続けることは気が紛れるという効果がある。ただし治療のために欠勤したり、健康時の仕事量をこなすことが無理なこともあるので、上司や人事担当者にはあらかじめ報告し、仕事内容を相談しておく方がよいだろう（平成25年度　独立行政法人労働者健康福祉機構の研究資料）。

　乳がん治療後の復職を後押しするためには、職場の上司の理解と支援が大変重要である。しかし、がんを患ったということで特別な扱いをされることは、復職にマイナスに働くこともある。このように職場の受け入れ方が復職のカギとなる。

　治療前の仕事に対する熱意も、復職するかどうかの判断に影響する。また乳がんになる前に仕事を長くしてきた女性ほど、治療後も職についている率が高い。このことから、治療後の復職率を上げるためには、女性全体の就労率を高めることが有効であろう。逆に時間雇用の場合には、乳がんの治療をきっかけとして離職することが多くなる。それ以外に治療後の就労を困難にする要因として、仕事の負担が大きい、高齢、病気が進行している、治療の副作用などがある。さらに、乳がんの治療のために脇の下のリンパ節を切除したことで腕にむくみが生じていることや、長期に及ぶ化学療法なども復職を妨げる要因になる。

仕事を再開する際にはいきなり元のように働くのは無理があり、徐々に仕事を増やすようにした方がよい。復職には当人の意欲、努力が必要だが、同時に復職者の体調に合わせて段階的に仕事に慣れて行くことを許容してくれる職場の理解と支援が欠かせない。さらに女性の復職に関しては、家事、育児、介護などとの両立も必要となる。このため男性の復職とは異なった配慮が必要となり、夫や家族の協力が復職の重要な条件となる。

5　子宮がんと復職

　子宮がんには、子宮頸がんと子宮体がんがある。働く年代に多いのは、子宮頸がんである。しかも、子宮頸がんは早期の段階ならば治癒率は高いので、がんを克服した勤労女性の中では頻度が高いがんである。

　子宮頸がんが発生する場所は、子宮の下方の細くなった部分であり、その一部は膣の奥に飛び出している。大部分の子宮頸がんが発生する場所は目に見える部位にあり、そのため検診にて前がん病変や早期の段階で発見できる。症状としては不正性器出血（接触出血）が特徴的であるが、症状がない段階で検診にて発見されると治癒率が著しく高くなる。子宮を越えてがんが発育すると、出血以外に腰痛や足のむくみなどがみられる。なお、子宮頸がんは性交年齢が低い、多くのパートナーがいる、喫煙しているなどがリスク因子となる。

　前がん状態、あるいは初期の段階で発見できれば子宮を残す治療が可能であり、将来の妊娠・出産も望み得る。また、初期段階の子宮頸がんは短期間の入院・治療で完治するものであり、就労が問題となることはない。進行している場合には、手術療法に加え化学療法（抗がん剤治療）、放射線療法などが行われる。

　子宮体がんは比較的高齢者に多く、就労との両立が問題となることは子宮頸がんほど多くはない。ただし、20〜40歳代の女性でも月経が不順であったり、肥満があると子宮体がんのリスクは高まる。また未婚、子どもを産んでいないことなどでも子宮体がんの発生率が高まる。子どもを産まずに働

き続けてきた女性で、元来月経が不順であったり、あるいは月経とは無関係な出血が続くようだと、子宮体がんの有無をチェックした方がよい。

　子宮頸がん、子宮体がんとも、基本的な手術療法は子宮摘出と骨盤などのリンパ節の切除である。手術療法のみで治療が終了する場合は、1〜2カ月程度で復職が可能となる。しかし、手術の影響で足のむくみ（リンパ浮腫）や排尿・排便の障害が長期間みられることもあり、職場で気を使うこともある。リンパ浮腫は足がパンパンに腫れて重くなるため、からだを動かす仕事の継続はむずかしくなるかもしれない。子宮がんでは、手術療法に先行して化学療法を行うこともある。また手術を行わない場合には、放射線療法が選択されることもある。放射線療法により直腸炎を起こすこともある。症状は下血、下痢、便秘などである。さらに、照射部位の皮膚の障害（肥厚し色素が沈着する）などがみられる。治療中は苦痛であるが、いずれ軽快するものであり通常就労を妨げることはない。

　子宮がんで特に問題となるのは、子宮を摘出した場合である。将来子どもを産めなくなる、あるいは女性らしさの喪失感などがある。このことで将来への希望を失い、うつ気分に陥ることもある。しかしながら、このような心痛はむしろ仕事を通じて自立することで自信がつき、社会と積極的に関わっていくことで軽減できることもある。

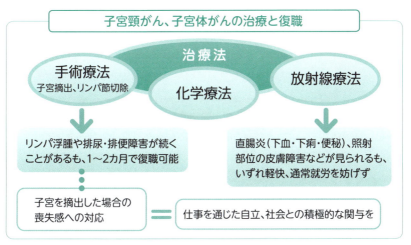

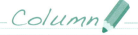

女性らしさとは？

　われわれは人の外見、振る舞い、声、話し方、服装などから男女の区別をしている。生物学的には内外の生殖器、乳房の発達度、体型、皮下脂肪の分布、性腺（卵巣、精巣）などが男女を特徴付けている。性ホルモンに関しては、女性ではエストロゲンが優位となり、男性ではテストステロンが大部分を占める。さらに染色体に関して、女性ではX染色体が二つ、男性ではXとY染色体が一つずつある。また一般に異性として男性に魅かれる人が女性、女性に魅かれる人が男性とみなされる。社会的には戸籍上の性がある。しかし今述べた男女の相違はすべて例外があり、厳密に男女を定義することはむずかしい。

　では一般に自他共に女性であるとみなされている人は、何をもって女性であると考えているのだろうか。おそらく、子どもを産む能力が女性を最も象徴しているのだろう。子どもは子宮内で育つので、子宮がなくなることで女性らしさを喪失したと思いがちである。しかし、子どもができるためには卵巣も欠かせないものであり、さらに妊娠・出産を無事終了するには、心臓、肺、腎、肝などすべての臓器が機能する必要がある。確かに子宮がないと妊娠は不可能であるが、元気な赤ちゃんを産むには全身の臓器の働きが欠かせないものであり、子宮のみで子どもを産めるわけではない。また子宮をとっても、それ以外の"女性らしさ"は保たれている。卵巣も同時に切除すればエストロゲンは低下するが、補充することはできる。多少乱暴な言い方ではあるが、生殖年齢を過ぎると子宮の機能はなくなる（ただし先端的な生殖医療技術を用いれば妊娠は可能。）。つまり、40歳代後半になると子宮はただ存在しているという以外に女性特有の役割を果たすことはない。しかしながら40歳代後半を過ぎても相変わらず女性は女性であり、女性らしさを失うわけではない。

6 卵巣がんと復職

　卵巣がんは中高年の女性に多いが、若い女性に発生することもある。治療法は手術、化学療法が中心となる。基本的な手術術式は、子宮がんと同様に両側の卵巣ならびに子宮を摘除することである。さらに、骨盤と大動脈の周囲のリンパ節を切除する。なお、若年女性で早期の場合では病側の卵巣のみを切除し、妊娠の可能性を残して終了することもある。また、卵巣がんは手術のみでは完全に取り切れないことがよくあり、しかも化学療法がよく効くことから反復して化学療法がなされることが多い。卵巣がんでよく用いられる抗がん剤では、腎障害、骨髄抑制、脱毛、四肢のしびれなどが問題となる。

　治療後の経過はさまざまであるが、治療後長期にわたって間隔をあけて化学療法を行うことがある。外来で可能な場合には就労の妨げにはならないが、骨髄抑制が強いと感染の危険性が高くなり、外出や人との面会ができなくなる。いずれにせよ卵巣がんの治療法や化学療法の副作用などは人によってさまざまであり、就労の時期や仕事量を減らすか否かといったことは個人差が大きい。一般的には子宮がんの治療よりは化学療法を積極的に行うので、復職しても段階的に体力の回復に合わせて仕事量を増やす方がよい。大事なことは、あせらずに、そして復職するという強い意志をもって治療後のリハビリに努めていただきたい。

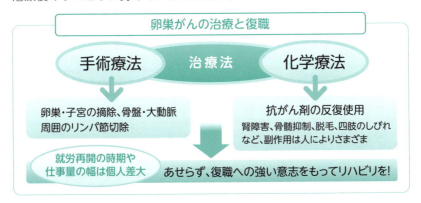

Ⅷ 仕事とストレス

1 ストレスとは

　ストレスとは心身に負荷を及ぼす外的、内的な刺激であり、現代社会ではストレスを受けている人は増加傾向にある。我々はストレスに対して、それに適応するために身体、精神、あるいは行動で反応する。これをストレス反応と呼ぶ。このことで、外界の変化に順応して自身を守ることになる。つまり、生きていくということは常にさまざまなストレスに直面し、それをうまく乗り切っていくこととともいえる。短期的で適度なストレスは、それによってむしろ意欲がかき立てられたり、人生における学習ともなってプラスに働くことが多い。

　しかしながら、世間一般でストレスと言われているのは慢性的なものである。人間は元来、身の危険にさらされるようなストレスを幾度となく経験してきたが、それには何とか対処できる能力が備わっている。しかしながら、現代人が直面する持続的で先が見えにくいストレスに対しては、克服する能力を身につけてこなかったのだろう。その結果、心身にさまざまな悪影響を被ることになった(注)。

　ストレスの原因(ストレッサー)には、肉親との離別、家庭の悩み、健康障害、経済的困窮、仕事に関する悩みなどさまざまである。特に近年、仕事に関するストレスが大きな問題として取り上げられている。その背景には仕事の内容の高度専門化、要求レベルの高度化、合理化などがある。

　仕事とストレスとの関係については、仕事がなくて経済的に困窮し、また社会との接触を欠くことで自信を喪失し自尊心を保てなくなるということも、ある意味で大きなストレスといえる。一方では、多くの人々が仕事に係るストレスで心身の不調をきたしている。理想的には自分の適性を活かせ

る仕事に就いて、能動的に仕事に取り組むことができることが望ましいが、現実にはそのような就労状態にいる人は半分にも満たないであろう。

　2012年に公表された厚生労働省の調査によると、勤労者の60.9％が仕事に関する不安、悩み、ストレスを自覚しているという結果であった。女性だけを対象とした調査でも、約6割の人がストレスを経験している（平成25年度　独立行政法人労働者健康福祉機構の研究報告）。アメリカで行われた研究でも、勤労者の40〜50％は仕事上でのストレスがあり、特に女性の方がストレスのレベルが高いということであった（2010年NIH（アメリカ国立衛生研究所）の調査）。

　職場で特に問題となるストレスとしては、以下のようなものがある。仕事の能力よりも要求レベルが高い場合、仕事量が多い、上司の理解・支援が得られない、仕事に比して報酬が低い、自分で仕事を調節できない、仕事の範囲があいまい、昇進のチャンスが少なく将来の展望がない、自分の貢献度がわかりにくい、正規雇用でない、職場での指揮体制が確立していない、自分の主張や要求が受け入れられない、さまざまなハラスメントやいじめ、人間関係の悪化、性別、宗教、民族などの差別、危険な仕事、機械により支配されている仕事など、実にさまざまある。また、ストレスの程度は同じでも、個々人でストレス耐性は異なる。さらに同一人物でも年齢、家庭や子どもの有無、夫の理解度、自身の体調や年齢など、さまざまな要因によりストレスに対する感受性は変化する。したがって、ストレスの程度を一律に評価することはできない。

　同じ労働でも、それに見合う報酬が得られるとストレスの影響は小さくなる。また別な研究では、同じ労働の質と量であっても、報酬目的以外に人のために働いていると実感できるような仕事では、ストレスの影響は比較的小さいといわれている。このように報酬にせよ、社会貢献にせよ、仕事をする動機付けがある場合にはストレスの影響が軽減されることになる。

　ストレスは、労働者のみの問題にとどまらない。従業員がストレスにさらされていると作業能率が低下し、ユニークな発想や創意工夫が発揮されなくなる。また、管理職にあるものがストレス下にあると指導力が低下する。

さらに職場での事故がおこりやすくなり、リスクマネジメントの観点からも放置できない。このようなことで、従業員がストレスを抱えることは会社にとっても損失となる。

男女雇用機会均等法の施行により、さらに国策として女性の管理者を育成しようとしているが、このことで女性のストレスが増さないように、あるいはストレスを軽減させるような工夫をしなくてはならない。男女とも同程度の肉体労働を強いるのが男女平等ではなく、男女の生物学的・社会的特性に配慮し、両性の特徴を発揮できるような仕事を担当できるようにすべきである。また、勤務形態なども両性の属性に基づいて、ストレスがかかりにくいものとする必要がある。男女とも硬直的な平等論を主張するのではなく、それぞれの立場を理解しあって、お互いにできるだけ心身のストレスがかからないようにしたいものである。

(注) ストレスとは、一般に心身に悪影響を及ぼす因子を意味する。しかし逆に、心身を刺激して環境により適応できるようなものまでを含むという考え方もある。特に後者は、eustress（eu- とはギリシア語に由来し、良いという意味をもつ接頭語である）として心身に有害であるストレスとは区別すべきという主張もある。このような考えによると、いわゆるストレスはdistress（苦痛、悩み）として対比させて用いられることが多い。いずれにせよストレスは個人によって、あるいは同一人物でも時期によってeustressやdistressとして作用するか、あるいはまったく影響を与えなかったりするものであり、客観的かつ厳密に定義するのは困難である。

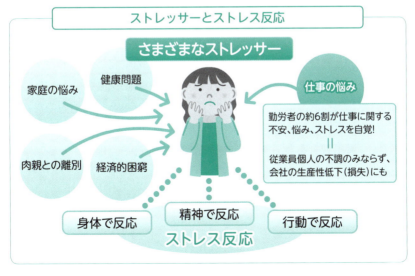

2　ストレスに対するからだの反応

　ストレスが加わると、副腎皮質から分泌されるホルモン（コルチゾール）の血中濃度が高くなり、ストレスに対して防御しようとする。なお、ストレスは直接的には脳に作用し、その結果脳の視床下部からコルチコトロピン放出因子（CRH）が分泌され、それが脳下垂体に作用して、そこから副腎皮質を刺激するホルモンが分泌される。このように視床下部、脳下垂体、副腎皮質の機能システムがストレス防御系を構成している。ホルモン分泌以外に、ストレスにより自律神経系も影響を受けて、交感神経優位な状態となる。その結果、心拍数や呼吸数が増えて血圧が上がる。また、筋肉は緊張し注意力、集中力が高まり、外界からの刺激に対し素早く反応することができるようになる。これらの変化は、外敵に襲われた際にそれに立ち向かったり、あるいは素早く逃走することが可能となり、身を守るために大変都合がよい仕組みともいえる。火事場の馬鹿力といわれるように、危急存亡の時にとてつもない気力や腕力を発揮できるのも、ストレスにうまく反応した結果である。このようなストレスは一過性であり、それに対してからだは短時間で反応を終了することで目的を達することができる。

　一方、現代人が職場で遭遇しているストレスには、来る日も来る日も休みなくストレスと向き合うことになる。しかも、いきなり外敵が目の前に現れてきたのと異なり、自分のからだを蝕むことになるほどのストレスとは認識していないこともある。つまり、無意識のうちに過度のストレスにさらされてしまうことにある。このような慢性的なストレスに対処できるようなからだの仕組みは、我々には十分に備わっておらず、そのため心身にさまざまな悪影響をもたらすことになる。つまり、ここで扱うストレスは主に慢性的なストレスを意味している。

3 女性のストレスの背景にあるもの

　女性の受けるストレスは、以下に述べるごとく女性特有の状況が関係している。まず、働く女性の過半数は非正規雇用であり、身分保証の面で不安定である。また職位や給与も一般に男性より低く、職業人としてのキャリアを積み重ねることがむずかしい面もある。

　また、職場においてセクシュアルハラスメントの被害の対象となるのは、大部分が女性である。さらに、家事や育児は女性の責任という考え方がいまだに根深い。学校のPTAの役員は女性が多いというのも、女性に過大な負荷をかけることになっている。女性は仕事や家事、育児でほとんど自由になる時間がないということも、働く女性のストレスとなる。さらに、未曾有の高齢人口の増加とともに要介護者も増えているが、介護を担当するのは女性が多い。勤労女性の増加は歓迎すべきことではあるが、他方では仕事をしながら昔ながらの"完全な女性像"をも期待されることがしばしばである。

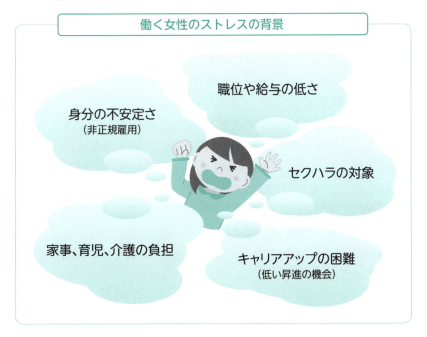

働く女性のストレスの背景

4 ストレスの原因は男女で異なる

　ストレスの原因(ストレッサー)は、男女で異なる傾向がある。男性にとってのストレスは仕事の遂行能力、職務上の責任の大きさ、収入などが主なものである。他方、女性は仕事に直接関係するものもあるが、職場での対人関係、家庭の事情、全体の生活が快適であるか否かということがストレスの程度を左右する。つまり、男性にとってのストレスは仕事に直結しているが、女性は仕事のみならず自身の精神面や家族の生活全体の状況いかんがストレスを規定している。女性にとって仕事と家事との両立がいかに重いかという傍証として、既婚の女性の方が未婚女性と比べ約1.5倍ストレスを抱えているという調査結果がある。たとえば、予定の退社時間になっても仕事が片付かず、同僚が懸命に働いているにもかかわらず、保育園にいる子どもの迎えのために退社することは非常に気を使うことになる。

　アメリカにおける調査でも、女性特有の問題が指摘されている。それによると女性の方がストレスを感じている日数が多いが、その理由は特定のストレスがいつまでも持続しているのではなく、ストレッサーの種類が多いという結果であった。おそらく女性では、職場以外に家事、育児、介護などがストレッサーになっているのだろう。もし職場において女性は男性と同じ仕事をしながら、男性より大きなストレスを感じていると思っても、けっして仕事の遂行能力が低いことを意味しているのではない。女性の方が多くのストレスに耐えているといった自信を持っていただきたい。

　また職場での人間関係での悩みは、仕事の質量を問わず女性にとって大きなストレスとなる。これは男女の脳機能の特性からみて当然のことであり、むしろ男性に欠けている女性の長所と思ってよい。男女がお互いに何がストレスになるかを理解し合うことのよって、職場におけるメンタルヘルスの改善につなげることができる。また、ストレス軽減を論ずる際に性差を考慮する必要がある。

5　ストレスの精神・行動への影響

　ストレスにより不眠、イライラ、怒りやすい、不安、判断力の低下、優柔不断、無関心、孤独感、自信喪失、自尊心の低下など、さまざまな精神状態や感情の乱れが起こる。また、人との付き合いを避ける、食事の摂取量の異常（極端な食事制限、過食）、あるいはアルコール、喫煙、薬物などにおぼれるといった行動面での異常がみられることがある。

　これまでなされた国内外の多くの研究が、ストレスと精神疾患との関係を指摘している。特にうつ病との関係を調べた研究が多いが、うつ病の発症リスクとなり得るストレスの種類に関し、日本と海外とで差があるという報告がある。すなわち、わが国では、仕事の要求度よりも自分で仕事をコントロールできないことの方がうつ病になりやすいが、海外では逆に要求度が高いほどうつ病にかかりやすいという結果である。また、職場でのいじめや暴力などもうつ病の引き金になる。

6　ストレスの身体への影響

　ストレスは、身体機能にも悪影響を及ぼすことになる。その理由として、ストレスがあると生活のリズムが乱れてくる。また、食生活にも注意を払わなくなったり、運動をしなくなる。さらに自律神経系が乱れ、交感神経が優位な状態となることや、副腎皮質ホルモンの分泌が高まることで、身体にさまざまな悪影響が及ぶことになる。

　では、自覚としてどのような変化がみられるのだろうか。例えば、食欲の変化（低下もしくは亢進）、頭痛、肩こり、背中や腰の痛み、筋肉痛、月経痛の増悪、眼精疲労、動悸、冷え、吐き気、胃の痛みなどがある。なお肩こり、背中や腰の痛みは重いものを運ぶことがないような仕事でもみられ、筋肉を使ったことによる筋肉痛ではない。また、これらの痛みは精査しても医学的には特別な異常が認められないことがほとんどである。

　これまでストレスに関連する自覚症状に関して述べたが、他覚所見とし

ては、高血圧がよく知られている。これまで男性における研究が多かったが、女性においても職場のストレスが大きいと高血圧の頻度が高まることが示されている。しかし、ストレスと高血圧との関連は男性よりは弱い。女性において血圧を上昇させる背景として、家事の負担が大きいことと、それに職場のストレスが加重された場合である。このように男女ともストレスは高血圧の誘因となるが、ストレスの原因は異なっているようだ。それ以外に糖尿病、高脂血症、メタボリックシンドローム、不整脈、胃潰瘍や過敏性腸症候群（腹痛を伴い、便秘や下痢を反復する）、気管支喘息、アトピー性皮膚炎、甲状腺機能異常（甲状腺の機能が亢進するバセドー病や逆に機能が低下する橋本病など）など実に多くの病気がストレスと関係している。また、ストレスは免疫機能を低下させて風邪などの感染症にかかりやすくする。これらの疾患は男女ともストレスが誘因となり得るが、さらに女性では卵巣の機能が低下することで月経が不規則あるいは完全になくなる（無月経）ことがある。この結果、妊娠しづらくなることがある。なお、男女ともにストレスにより生殖能が低下する。実際に経験したことであるが、結婚以来共働きでお互いに40歳近くになった夫婦が、数年間不妊治療を行っても子宝に恵まれなかった。不妊治療に専念したいという理由ではないが、女性が仕事を辞めると数カ月して自然に妊娠にいたったというような事例もある。

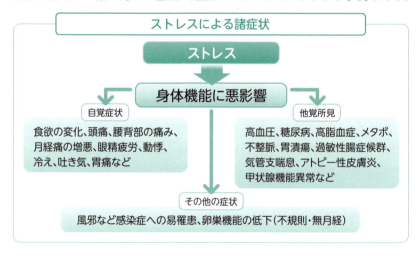

7　ストレスに対する反応は男女で異なる

　同じ程度のストレス環境下では、ストレスがある、あるいはストレスがますます高まっているということを訴える傾向は、男性よりも女性の方が多い傾向がある。また、一般に女性の方がストレスにより精神が疲弊し、うつ状態になりやすいと言われている。動物実験の結果では、オスと比較してメスの方が急性ストレスに対してストレス防御系は鋭敏に反応する。ところが慢性的なストレス状態に置かれると、メスはそれにうまく適応できなくなることが証明されている。つまり我々が経験するストレスは慢性的なものであり、動物のデータを人にあてはめることはいろいろな問題はあるが、女性の方がストレスにより精神的な影響を受けやすいということになるのかもしれない。これと関連して、以下のような研究結果がある。ストレスに遭遇して副腎皮質ホルモンの分泌が亢進することを述べたが、厳しい勤務による副腎皮質ホルモン分泌への影響は、男性と比較し女性の方がより強い影響を受けるということが示されている。

　ストレスを感じている女性は、男性よりも頭痛、背部痛、肩こり、胃の痛みなどの身体的症状、またはイライラ、怒りやすい、泣きたくなるといった感情的な訴えが目立つようだ。職場において同程度のストレスでも、女性の方がより強く受け止めている理由として、女性は職場以外に家事のストレスも加わっていることも関係しているのだろう。あるいは男性優位な職場において、男性に伍して、さらに男性をしのぐような実績を上げたいという重圧もあるのだろう。

　一方、ストレスを感じている男性は、女性よりも身体的な症状は少ないが、いきなり強いうつ状態などの精神症状が現われることがよくある。男性は実際に身体症状を感じないのか、それとも身体的苦痛を表現することを無意識に抑えていることもあるのだろう。

　女性ではストレスにより、にきびができやすくなる。ストレスにより分泌が高まったコルチゾールが卵巣機能に影響し、エストロゲンと男性ホルモンのバランスが乱れることで皮脂腺の分泌が活発となり、にきびができる。

ストレスの対処法にも男女差がある。女性は努めて人と接触する、食べるといったことでストレスを軽減させることになる。男女ともストレス下に置かれると、それに前向きに対処しようとする意志が低下してしまうことが問題となるが、女性の方が何とか克服できるといった粘り強さがある。女性の多くは家事の負担さえ軽くなれば、ストレスに打ち勝つことができるという思いがあり、これまで述べてきたような女性特有のストレス反応がみられた場合に、家族のものはできるだけ家事負担を減らすように協力していただきたい。

　しかしながら、ストレスを経験すると時にストレス食いをする、ジャンクフードを過食するといった健康に有害な反応を示すことが女性には多い。この結果、腹部の周りの脂肪が増え、ウエストが太くなる。このような体型はメタボリックシンドロームにつながるものである。

　一方、男性はストレスがあっても特に何もしない、または、スポーツなどによってストレスに対処しようとするが、友人や同僚などと相談してストレスを解消しようとする行動は女性よりは少ない。おそらく男性は人に弱みを見せたくない気持ちが強いのか、あるいは他人とのコミュニケーションがストレス解消にならないという、男女間での脳の生物学的相違によるものかもしれない。

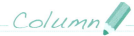

ストレス反応の性差は脳の違いによる

　頭を使うような仕事をしている時に、仕事内容は同じでも脳が活性化される部位や活性化の時間的経過が男女で異なる。また、ヒトの進化の過程を振り返っても男性が遭遇するストレスは、他の部族との戦いや狩猟である。相手に挑戦して倒すか、あるいは身の危険を感じたら逃げるかのいずれかの反応を示すことになる。一方、女性のストレスは子どもを育てる、家の切り盛り、部族間の不和などである。この場合には他者を殺すか、逃げるかではなくて、他者とのコミュニケーションを図ることで他者との協調関係を保つことがストレスを取り除くことになる。

　男性の方が瞬時に全身の力を発揮し、しかも生死にかかわるような状況に置かれることが多く、ストレスに反応して一気に多量のストレスホルモンが分泌される。現代社会においてはそのような極限状態はなくなってはいるが、ストレスに反応して短時間で分泌されるホルモンは現代に生きる男性でも女性より多い。他方、女性がストレスを受けると、脳内で主として感情を制御する部位が活性化され、しかもその変化は持続する。おそらく女性が受けるストレス反応は男性のように瞬時の闘争的な身体機能ではなく、進化の過程で情動や感性を働かせて、時間をかけて問題解決を図ってきた獲得能力と関係しているのだろう。現代の女性でも、太古の時代から進化させてきた女性型の脳の働き方が受け継がれているが、限度を超えた慢性的なストレスに直面するとストレスに対応して作動する情動機能が疲弊し、破綻をきたすことになる。おそらく脳の情動を司る部位（海馬）に変化（萎縮）が起こり、その結果として不安やうつ状態がもたらされるのだろう。うつ病の研究では、コルチゾールの分泌過多が海馬を委縮させるという知見もある。

8 職場でのセクシュアルハラスメント

　女性におけるストレスの一つに、セクシュアルハラスメントがある。アメリカのデータでは、約2人に1人の女性がセクシュアルハラスメントを経験しており、多くは職場でなされている。セクシュアルハラスメントの被害者の多くは女性である。被害者は仕事に集中できず、仕事の能率は低下する。さらに、職業人としてのキャリアを中断せざるを得ないこともある。そのため本人の苦痛もさることながら、会社にとっても大きな損失となる。

　職場におけるストレスにはさまざまなものがあるが、仕事の量が多い、要求度が高いなど他のストレスの影響を考慮しても、セクシュアルハラスメントは独立したストレス因子として心身の健康を障害する。具体的には精神症状としては怒り、恐怖感、嫌悪感、疎外感、不安感などに支配されるようになる。あるいは意欲、自信、自尊心などが低下し、自責の念にかられ生きていくことへの希望を失うことすらある。さらに一部の女性はうつ状態、不安神経症、外傷後ストレス障害（PTSD）といった精神障害に陥ることになる。アルコールや薬物に走ることもある。身体症状には頭痛、吐き気などの消化器症状がある。

　では、セクシュアルハラスメントの被害にあったら、どうすればよいのだろうか。最も簡単なことは、加害者に対しはっきりと拒絶することである。加害者は、セクシュアルハラスメントとの認識がないこともある。当人に話すのが難しい場合には、信頼できる会社の上司、あるいは会社の相談窓口などに相談してほしい。このようなルートが無理ならば、都道府県労働局の雇用均等室等や、都道府県の労働相談センターなどを利用することもできる。なお、男女雇用機会均等法では事業主にセクシュアルハラスメント対策を義務付けており、従業員から相談があれば、事業主は事実関係を直ちに確認して適正に対処する責任が明記されている。また、被害に遭った労働者はプライバシーを保護され、相談したことで不利益を受けないということも定められている。なお当然ではあるが、正社員か否かによらず、セクシュアルハラスメントに対しきっぱりと拒絶しなくてはならない。

(注) セクシュアルハラスメントによる精神障害（急性ストレス反応、適応障害、うつ病など）を発病した場合には、労災として労災保険の対象となる。精神障害の発症に先行する約6カ月間に、業務に関わるセクシュアルハラスメントを経験し、それが強い心理的負荷として作用し、さらにそれ以外には精神障害の発症の要因が認められないという要件を満たすことが必要である。

9 女性と介護ストレス

　高齢化社会を迎え、介護を要する人口は漸増傾向にある。職場においては、出産・育児で仕事を離れることさえ上司や同僚に気を使うが、介護で早退することはさらに言い出しにくい状況がある。また、介護には出口が見えないということも、働きながら介護する人の気持を一層重くすることになる。

　介護に携わる人の多くは中高年の女性であり、働く女性が介護を担当することもしばしばである。総務省の「就業構造基本調査」（平成24年）によると、過去5年間に介護・看護のために離職した者は48万7千人となっている。男女別にみると、男性は9万8千人、女性は38万9千人となっており、女性が約8割を占めている。いかに働く女性に介護の負担が重くのしかかっているかがうかがえる。現在国をあげて女性の社会進出を後押ししているが、一方では仕事と介護で行き詰まっている女性が増えている。

　介護に携わる人は、全体として抑うつ傾向が認められる（平成25年度　独立行政法人労働者健康福祉機構の研究資料）。しかも、介護による抑うつ傾向は女性の介護者に強い。特に女性が嫁の立場で義父の介護をする場合や、介護対象者に認知機能の低下がある場合に抑うつ傾向が強い。

　就労の有無は、介護によるストレスにどう関係するのだろうか。調査結果によると、就労している介護者より、非就労介護者に抑うつ傾向は顕著である。抑うつ傾向でないから仕事を継続していることも考えられるが、仕事による気分の転換は介護のストレスを軽減する効果があるのかもしれない。

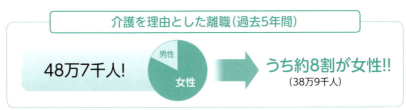

10　ストレスと動脈硬化/心疾患

　男性においてはストレスが心疾患の原因となることはよく知られているが、女性においてもストレスが多い仕事に従事すると狭心症や心筋梗塞などの心疾患、脳卒中などの血管系の疾患のリスクが高まる。ストレスが多い仕事に就いている女性は、比較的ストレスが少ない女性と比べ、10年間に心疾患の罹患率は約2倍となる。心疾患や脳卒中は動脈硬化が背景にあるので、高血圧、高コレステロール血症、肥満などが危険因子となる。

　ストレスとなる仕事とは、要求度（仕事量、仕事をこなす速度、仕事の困難度など）が高く、しかも自ら主体的に関わることができない、あるいは創造性を発揮できない仕事、すなわち受動的な仕事である。なお受動的な仕事よりも、要求度の高い仕事の方がより心疾患のリスクを高める。それ以外に心疾患のリスクを高める要因として、安定した雇用ではなく常に解雇されるという不安がある仕事に就いていることがある。

　勤労者の心筋梗塞の誘因を男女で比較すると、いずれもストレスが関係しているが、女性では76.5％、男性では54.4％が特にストレスとの関連が疑われ、このことから女性の方がストレスとの関連性が高いようだ。別な言い方をすれば、男性ではストレスを避けたとしても一定の確率で心筋梗塞になるが、女性ではストレスをなくせば心筋梗塞になりにくいということになる。

　なお、過酷な肉体労働もストレスとなるが、これが原因と推定された心筋梗塞は男性では39.1％であったのに対し、女性では16.5％であり、女性が経験するストレスは精神的なストレスが多いということになる。これ以外には職場における騒音、塵埃などといった物理的に有害な環境も心筋梗塞のリスクとなる。職場のストレスと動脈硬化との関係をみた研究は、中国でもなされている。それによると、ストレスの大きさと動脈硬化の進行とは相関していた。しかもこの関係は、女性の方でより顕著であった。

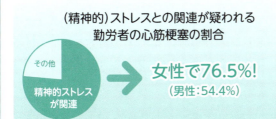

勤労女性のストレスと心筋梗塞

(精神的)ストレスとの関連が疑われる勤労者の心筋梗塞の割合

女性で76.5%！
(男性：54.4%)

肉体労働によるストレスが原因とされる心筋梗塞の割合
男性：39.1%
女性：16.5%

11　ストレスがなぜ心疾患と関連するのか

　本来、生体は生死に関わるような危険に遭遇すると、心拍数や血圧を上げ、呼吸回数を早めて脳や筋肉に十分な酸素や栄養を送り、危険を回避するために瞬発的な適応機能や運動能力を発揮する。しかし、職場におけるストレスは生命の危機とはいえないが、生体はあたかも生命の危機のごとくに反応して心肺機能に負担をかける。しかも、それが慢性化すると次第に心臓の血管系に変化が及ぶ。心臓に酸素や栄養を送っている冠動脈の動脈硬化が進み、動脈の内腔がせまくなり、ついに流れが遮断されると心筋梗塞となる。慢性的なストレスにさらされると、心臓は懸命に対応しようとして脈拍が多くなり、その状態が長期化すると動脈硬化が生じてくると思われる。脈拍数の増加が持続することが、動脈硬化を促進することは男女共通である(東北労災病院勤労者予防医療センター〈現・治療就労両立支援センター〉の研究)。これ以外にストレス下にあると、精神的に気力が低下し、バランスのとれた栄養、運動などによって健康を保持しようとする意志が低下することも動脈硬化を助長する一因となるだろう。

12　ストレスに負けない生き方をするには

　実際にストレスによって心身のダメージを受けてからその対策を講ずるのではなく、ふだんからストレスに負けないような生き方を身につけることがより重要である。以下のような生き方は、ストレス軽減につながることになるだろう。

1　仕事に意義を見出して前向きに取り組むことで、ストレスを和らげることができる。同じ仕事をしていても、その仕事が人々のためになっているという自覚のあるなしでストレスの影響が異なる。できるだけ自らの仕事に意義を見い出し、積極的に仕事に向かうように心がける。

2　どんなに忙しくても目の前の仕事をひとつずつ着実に片付ければよいという姿勢を保ち続け、けっしてあせらない。

3　自分の気持ちを率直に話すことができる家族や友人がいることが重要である。人に話すことで対処のヒントを得ることができ、あるいは深刻に悩むほどのストレスではないと気づくことがある。また、話すこと自体がストレス発散になる。

4　自分の努力や天性の才能をいかすことで自信がつくと、ストレスをある程度コントロールできるようになる。自信ができると心にゆとりが生じ、ストレスに抵抗できるようになる。

5　怒り、悲しみ、不安などの感情をコントロールできる方法を身につける。ストレスによる怒りや焦りは、さらにストレスの影響を増悪させるという悪循環を形成することになる。感情をコントロールするのは簡単なことではないが、自分なりにそのすべを身につける

ことが大切である。例えば自分の状況を冷静に記述することや、人に話すなどして客観的にながめてみるのもよい。また動揺している時には深呼吸を繰り返し、感情のおもむくままにすぐに行動に出ないようにする。さらに一気に問題解決を図らず、数日間の冷却期間をおくこともよいだろう。また、常日頃から人に感謝し、何事も有り難いことであると思えるような生き方ができれば、一時的な感情に左右されなくなる。

6 自分自身でストレスを作り出すことを避ける。ストレスは、仕事量が多いとか人間関係の悩みといった外的なものばかりではない。起こりそうもないことを心配して悲観的になることや、物事を硬直的にとらえて自らを追い込んでしまうこともストレスとなる。問題が起こらない限りは人生を楽しみ、柔軟な生き方をすることで内的ストレスを減らすようにする。また、自分が不快で避けたいと思うことでも、何か楽しみを見い出すように発想の転換を図ることでストレスを回避できる。例えば、仕事で知らない人と話をするのは緊張してつらいが、色々な人と出会えることで社会が広くなり、多くのことを学ぶことができると思うとむしろ楽しくなる。

7 ゆとりのある生き方をする。努めて周囲の者と明るく笑顔で接し、ユーモアを楽しめるように心がけることが大切である。また、ふだんから人生におけるいくつかの目的や楽しみを見出し、現在の仕事は自分の人生の一部であるというとらえ方ができればストレスの影響を軽減できる。

13　職場のストレスへの対処法

　まず、どういう状態になったらストレスによる症状が出ていることを疑ったらよいのだろうか。高度な疲労感、倦怠感、心の安らぎがない、不安、イライラ、抑うつ気分、意欲の低下などの症状が1カ月以上にわたり持続したら、ストレスによるからだの悲鳴と考えてよい。この場合には早期にストレスを除くか、それによる反応を軽減させるような対応をしなくてはならない。

　ストレスの解消法は人さまざまであり、すべての人に勧められる解消法というものはないが、以下に具体的な対処法を示す。

1. 最も単純明快で効果的なものは、原因である悩みや問題を取り除くことがベストである。これには自分で解決できるものと、上司や同僚に相談して解決を図るものとがある。また、問題解決には至らなくても同僚、友人、家族、カウンセラーなどに悩みを聞いてもらうだけでもストレスによる影響が軽くなる。もちろんいろいろな助言が得られれば、問題解決につながることもある。

2. ストレスを除けない場合には、現実をありのままに受け止めて正面からぶつかるようにする。自身の気持ちを変えて、ストレスは自分の精神力を鍛えるためにあるという割り切り方ができればよい。あるいは自己を強く主張することや、関係者と相談してお互いに妥協点を見い出すようにしてストレスの程度を軽くすることも可能である。

3. 仕事以外で趣味、運動、レジャー、温泉、ヨガ、座禅、ペットと過ごすなど、自分にあったリラクセーション法で気分転換を図ることは有効である。余暇に身体を動かしている者はうつになりにくいという研究報告がある。さらに規則的な生活、健康的な食生活、充分な睡眠を心がけることで、ストレスによる心身の症状を緩和させることができる。

4 女性では、よく身だしなみを変えるなどで気持ちが変わることもある。これらは職場を離れて仕事を忘れることができるものであり、このようなすべを身に付けることが大切である。それ以外に、物事の見方を固定化せず、できるだけ柔軟かつ多面的な見方をすることで悩みを軽くすることができる。

5 ストレスにより高血圧、体重過多、高コレステロール血症、糖尿病などの発症のリスクが高まる。ストレスがあると思われたならば、特に血圧、体重、コレステロール、血糖などをよくチェックし、異常があれば食生活、充分な睡眠、運動など日常の習慣を改めることで対処する。また、必要に応じて降圧剤、コレステロール値を下げる薬剤などを服用することで、ストレスによる心疾患のリスクを低減できる。

6 ストレスが限界を超えていると判断したならば、事業所の産業医に相談するか、あるいは心療内科、精神科などの受診を躊躇すべきではない。なお、平成26年6月に労働安全衛生法が改正され、事業者に対して年1回の「心理的な負担の程度を把握するための検査等」（いわゆるストレスチェック）を原則として実施することが義務づけられた。仕事によるストレスが大きいと判断された場合には、事業者は、医師による面接指導を経て、就業場所の変更や労働時間の短縮などの措置を講じなくてはならない。

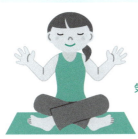

自分にあった
リラクセーション法で
気分転換を図ることは有効

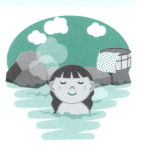

14　ストレスによる行動で注意すべきもの

　ストレスに起因する問題行動には下記のようなものがあり、注意する必要がある。

1. よくストレス食いといわれるように、ストレスにより過食となることがある。特に女性によくみられる。単なる過食ではなく、自分でコントロールできずに家にあるすべてのものを食べ尽くしてしまう、食べ過ぎて吐いてしまう、体重増加をおそれるあまり下剤や利尿剤などを用いるようになることなどがみられると病的な過食であり、生命の危険にもつながるので、心療内科や精神科の受診が必要となる。

2. ストレスがあると寝付きが悪くなり、つい就寝前にアルコールを飲むようになる。たしかに早く眠りにつくが、朝早くに目が覚めてしまい、眠りが浅くなり、かえって寝不足の状態となりがちである。

3. 女性によくみられるストレス解消法として、買い物がある。ただし必要なものを購入するのならよいが、高価で不必要なものまで次々に買い込むようだと衝動買い（買い物依存症）となる。衝動買いは明らかに病的であり、ストレス解消どころかむしろ精神面への悪影響を及ぼすことになる。また衝動買いは不安神経症や強迫神経症といった精神疾患の症状のひとつである可能性もあり、専門医に相談した方がよい。

4. ストレス軽減のために飲酒、喫煙などに走ることもしばしばである。ストレス解消法として嗜好品に頼ると、適度を超えることが多くむしろストレスを増悪させ、あるいは健康を障害することになるので慎むべきである（平成25年度　独立行政法人労働者健康福祉機構の研究資料）。

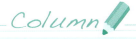

女性とアルコール依存症

　働く女性にはさまざまなストレスが加わっているが、それから逃れるために飲酒に頼ることがよくある。アメリカでは勤労女性の飲酒・喫煙率は非就労女性と比較して高く、その結果、男女における平均寿命の差が縮まっているという報告がなされている。

　わが国でも、1954年の調査では飲酒の男女比率は男性の方が5倍も多かったが、2008には1.4倍（男性：83％、女性：61％）と女性の飲酒率が伸びている。それとともに、女性のアルコール依存症は増加傾向にある。また、習慣的な飲酒により依存症になるまでの期間は男性より短い。ストレスに直面して不安やうつ傾向がみられる女性が、アルコール依存に陥りやすいといわれている。

　女性と男性のからだを比較すると、女性は脂肪が多く男性は筋肉が多い。筋肉は水分量が多いが脂肪組織は少ないため、女性では摂取したアルコールが希釈されにくい。また、アルコールは肝臓で分解される。肝臓は男性の方が大きいため、アルコールの処理能力は男性の方が高い。これらの理由により、女性の方がアルコールの血中濃度があがりやすく、すぐに酔っぱらってしまうことになる。

　アルコールによる健康障害に関しては、女性の方がより深刻である。たとえば、肝障害のリスクは女性の方が高い。また、女性はもともと男性より骨量が低いため、大量のアルコール摂取で骨粗鬆症による骨折などが起こりやすくなる。なお、妊婦の飲酒は胎児の精神発達を遅滞させる原因となることはよく知られている。

　一般にアルコール依存症は自殺、事故死、心血管系や肝硬変による死亡率が高まる。アルコールに起因する死亡率に関しても、女性の方が男性と比べ75％ほど高くなるといわれている。

15　働く女性のストレス軽減には新しい常識が必要

　仕事に関する男女の平等論、対等論は重要なことではある。しかしながら男女におけるストレッサーの違いは、男女の生物学的・社会的な役割を反映したものである。このような男女の特徴を無視した硬直的な男女の対等論は、働く女性の心身の健康を蝕むことにもなるということを強調したい。過度のストレスによる健康障害は男女とも深刻な問題となるが、特に家事、育児をまかなっている女性が心身の失調をきたすと家庭の崩壊の危機ともなり、さらに子どもに対する虐待の引き金ともなる。このような事態は配偶者である男性にとっても、社会にとっても不幸である。また子どもを育む環境が劣悪となることは、未来社会にも影響を及ぼすことになる。現在および未来社会は、男女の共同作業によって成り立つという認識でもって、職場における男女の真の平等性を考えていただきたい。現在わが国では政策的に女性の社会進出を促しているが、それにより多くの女性がストレスで精魂が尽き果てることがないようにしなければならない。

　特に以下のことを強く呼びかけたい。職についている男女を比較すると女性の方がストレスの種類が多く、そのためストレスのレベルが高い。自身の健康や家族を守るためにも、職場以外での仕事を頼まれた時に引き受けられないものは断る勇気をもっていただきたい。女性に対し、就労の有無によらず、母親として要求されることがあまりに多過ぎる。女性が働く以上は、父親と母親との仕事量は均等でなければならない。このようなことを国や会社、社会全体が当然のこととして考えないと、女性の社会進出や少子化の歯止めは画餅に帰すであろう。

　女性の負担を軽減するために男性が家事、育児においても応分の役割を担うということが社会の新しい常識となれば、職場における男性の勤務様態も見直され、過度の成果主義や同僚同士の過度の競争も緩和されるだろう。女性の社会進出というのは、現在の職場環境全体の根本的な再考を伴うものである。

IX 働く女性とメンタルヘルス

1 メンタルヘルスとは

　メンタルヘルスとは精神保健ともいわれ、わかりやすくいえば心の健康ということになる。働く人々にとって心が健康であるということは、単に精神の病気がないということのみならず、一定の目的意識をもって社会との関わりをもちつつ、快適に生活していく状態をさす。社会環境にうまく順応するには、いかなる社会環境であるかということ以外に、自身が社会に働きかけ社会と調和的に関わっていくように努めることが大切である。つまり健全なメンタルヘルスを保つには、社会や職場といった周囲の状況とともに、個々人の心がけや努力の双方が重要である。

　メンタルヘルスの不調をきたしやすい職場環境として、職場の上司、同僚などとの人間関係がスムーズにいかない、仕事がきつい、自分の仕事の範囲が不明確、やりがいのない仕事、感謝されない仕事、不安定な雇用、昇進の機会がないことなどがある。以上の項目に該当するものが多いほど、休職に追い込まれる可能性が高くなる。また職業としては、マニュアルに沿って仕事を進めることができる仕事より、自身での臨機応変な判断が必要とされ、しかも社会が要求する水準の高い職業の方が精神面でのストレスが大きい。例えば教師、看護師、警察官などはメンタルヘルスの不調の頻度が高い。なお、実際にメンタルヘルスの不調として長期休養を必要とする診断名としては、適応障害、うつ病、不安障害などがある。

2 メンタルヘルスの変遷

　1960年代にすでに労働者の健康管理のひとつとしてメンタルヘルスへの対応が指摘されていたが、当時は主として、ストレスが直接的病因とは限らない統合失調症などの精神疾患を患う人の就労支援や仕事への復帰といった、社会福祉的対応が主であった。

　1980年以降のバブル経済とその後のバブルの崩壊などにより、苛酷な競争原理や能率主義が広まってきた。さらに、人員の合理化による仕事量の増加と要求度も増してきた。また24時間業務が多くなり、仕事のことが常に頭から離れないという状況が生じており、加えて労働者は同僚や同種の会社との間での成果を競い合うことを余儀なくされ、精神的な緊張を強いられるようになってきた。このため、職場に適応できない労働者が急増してきた。時を同じくしてIT化により仕事の内容が一変し、終日パソコンに向き合うことで人との接触が乏しくなった。また、IT化は24時間仕事に関する情報に注意を払うことを余儀なくし、仕事とプライベートとの区別をつきにくくした。このようなことで労働者の精神を苛み、その結果多くの休職者、離職者を生み出すことになった。以上のように、職場環境の変化がここ数十年間に急速に進行したことが、メンタルヘルスに不調をきたす労働者の急増につながったのだろう。

　なお、昨今の職場のストレスによりもたらされる心の健康障害の大部分は、統合失調症などのような定型的な精神病ではなく、本来精神疾患でない人が、過度なストレスに耐えきれなくなって起こす自己防御的な反応ともいえるものである。職場結合型うつ病などと呼ばれるものも多く、いわば社会や職場が心を病む人を作り出しているという側面がある。あるいは社会や職場が病んでおり、本来健常な人々が社会から駆逐されてしまうという方が正確な表現かもしれない。岡崎らの研究によると、入院を要する精神疾患を患った正規雇用の労働者の発症のきっかけを分析すると、実に74％が職場での問題が関係している。しかも入院治療を必要とした労働者の約半数は、社会人としての平均的な勤勉性や社交性を持ち合わせており、通常なら

ば精神疾患にかかるリスクは高くない人々である。

このように労働者のメンタルヘルス対策は、従来の精神疾患に対する精神保健から、健常人が仕事のストレスで精神を病んでしまうことへの対応というように大きく変容を遂げてきた。

いわば、これまで経験してこなかった精神保健に係る由々しい問題に直面している。ただし、従来の精神疾患を抱えている方々にとっては、仕事を通じて社会に積極的かつ快適に関わっていくことが究極的な治癒であり、社会全体として支援の手をさしのべることは、以前にもまして重要であることを付言したい。

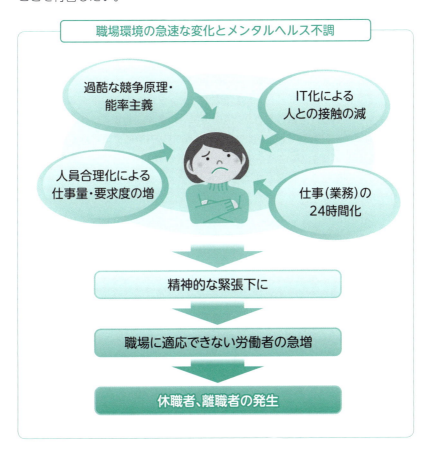

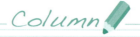

休職理由からみた労働者の健康障害

　労働者が休職するにいたる疾患は、時代により著しく変化してきた。1960年以前は国民病とまでいわれた結核が猛威をふるっていた。その後、抗結核剤の登場により結核による休職は激減したが、きびしい肉体労働による腰痛などの筋骨格系の疾患が増加してきた。しかし、肉体労働の多くは機械に取って代わられ、1990年代になると高血圧などを伴う生活習慣病による脳血管障害、心疾患などが主たるものであった。なお、この時代までは労働の場への女性の参加は少なく、職業に関連する疾患の多くは男性であった。

　今世紀に入ると、労働者の休職を余儀なくする疾患として、メンタルヘルスの不調が急激に増加してきた。また、勤労者に占める女性の割合が増加してきたために、メンタルヘルスの不調は男女とも同様に急増してきた。労働災害や職業が関連する身体的疾患は、労働環境の改善や疾患の予防、早期診断・治療により徐々に克服してきたが、これらで防ぎ得ないメンタルヘルスの失調が、いまや働く人々を脅かすようになってきた。職業関連疾患は主に男性が対象とされてきたが、メンタルヘルスの不調は多くの女性が社会に進出するようになった時期とも一致して社会問題化してきたものであり、勤労者の健康障害として女性も等しくその危険にさらされることになった。

3　メンタルヘルスの不調はあらゆる分野で急増

　近年就労者のうつ病などのメンタルヘルスの不調が、大きな社会的問題として注目されていることを述べてきた。具体的な事例として、教員の休職理由をあげたい。全国の公立学校に勤務する教員の病気休職者のうち、

精神疾患が占める比率および絶対数はともに増加傾向にある（文部科学省データ）。平成13年度では男女あわせて約2,500人であったが、平成25年度では約5,070名と倍増しており、全休職者の6割を占めるに至っている。なお、公立学校の教員のメンタルヘルスの不調による休職率は年齢とともに増加し、50歳代が最も高くなっている。

　東京都も独自に教員の休職状況の調査を行っているが、休職者の原因疾患として、精神疾患は平成14年度から連続して増加しており、平成20年度では休職者の7割近くは精神疾患であり、多くはうつ病である。なお、休職の理由としてメンタルヘルスに関わるものが多いのは教員のみではなく、地方公務員でも2012年の時点で、10年前と比較すると病気による長期休職者は2.4倍増加しており、内訳としてメンタルヘルスの不調によるものは5割以上である。さらに大企業に属する労働者の受診状況を分析すると、心の病を理由とする受診について、2011年度のデータとリーマンショックを経験した2008年度のデータを比較すると2割増えている。このように、職種を問わずメンタルのトラブルを抱えている労働者は増えている。

　なお、メンタルヘルスによる休職者の比率には、著しい男女差はない。

　当然ではあるが、精神疾患による労災認定も増加しつつある。全国で労災として認定された精神疾患は、2014年の時点では前年度比61人増の497人に達しており、過去最多の人数になっている。また2014年度の心の病による労災請求は、1,456名とこちらも過去最多となっている。精神障害で労災認定された事案の約3割は女性であり、わが国全体の女性の就労状況からみて、けっして少なくない。なお、精神障害と認定された約1/5は自殺（未遂を含む）である。認定理由として、仕事の内容や仕事量などが大きく変化しているできごとがあった場合、上司との人間関係のトラブル、セクハラなど明らかに仕事と関連するストレスとの間に因果関係が認められたものである。また、労災認定された人の40％以上は、月80時間以上の時間外勤務をしていた[注]。

　メンタルヘルスはイギリスでもわが国と同様に最近の20年間に増加しており、社会問題となっている。驚くべきことに、18歳以上の女性の1/3が

(注)精神障害と精神疾患はほぼ同義として用いている。

抗うつ剤を服用しており、成人女性の約20％がうつ病や不安障害などの何らかのメンタルヘルスに関する問題を抱えている。なおイギリスでの統計では、女性の5人に1人がメンタルヘルスの不調を訴えており、男性の約1.7倍である。このように、メンタルヘルスの失調は先進国に共通した社会問題となっていると推定される。ただし、多くのヨーロッパの国々では労働者の休職理由で最多なものは依然として筋骨格系の疾患（腰痛、筋肉痛、関節の病気など）であり、メンタルヘルスの不調は2番目である。なおオランダ、イギリスではメンタルヘルスの不調はそれぞれ休職理由の約25％、40％である。一方、上述のようにわが国での休職理由の半数以上がメンタルヘルス関連であるというのは、先進諸国に中でもひときわ高く、わが国特有の職場環境や仕事に対する高い要求度が関係しているのであろう。いずれにせよ諸外国と比較し、わが国ではお互いに他者、他組織に対し厳格で容赦しないという風潮が強いようだ。このこと自体は一概に悪いことではなく、むしろ安心して暮らせる社会となるには歓迎すべきことといえる。しかしながら、あまりに多くの労働者が精神を病んでいる状況を迎えている現在、社会全体が多少の犠牲を払ってでも働く人々に優しく寛容な職場環境を作る

表. 精神障害の労災補償状況

区分	年度	2010年度	2011年度	2012年度	2013年度	2014年度
精神障害	請求件数	1181	1272	1257	1409	1456
	決定件数[注2]	1061	1074	1217	1193	1307
	うち支給決定件数[注3]（認定率）[注4]	308 (29.0%)	325 (30.3%)	475 (39.0%)	436 (36.5%)	497 (38.0%)
うち自殺（未遂を含む。）	請求件数	171	202	169	177	213
	決定件数	170	176	203	157	210
	うち支給決定件数（認定率）	65 (38.2%)	66 (37.5%)	93 (45.8%)	63 (40.1%)	99 (47.1%)

（注）1 本表は、労働基準法施行規則別表第1の2第9号に係る精神障害について集計したものである。
  2 決定件数は、当該年度内に業務上又は業務外の決定を行った件数で、当該年度以前に請求があったものを含む。
  3 支給決定件数は、決定件数のうち「業務上」と認定した件数である。
  4 認定率は、支給決定件数を決定件数で除した数である。

ということを最優先に考えないと、多くの労働者が社会から脱落し、ひいては国力を減ずることになるだろう。さらに、メンタルヘルスを損ねたことで社会からの離脱を余儀なくされた人々にとっては大変不幸なことである。

メンタルヘルスの不調について主として休職理由からその増加を推定してきたが、休職に至らないまでも、精神的な悩みを抱えて勤務している労働者は相当数に上ると思われる。一般に心身を病んでいながら出勤し、仕事の能率が低下している勤務状態を疾病就業（プレゼンティーイズム）と呼ぶ。メンタルヘルスに関しても、就労が不能となる一歩手前で出勤している労働者は相当数存在していると考えられる。2013年に公表された厚生労働省の調査結果によると、働く人の60.9％が仕事に関し強い不安、悩み、ストレスがあると回答している。この原因は職場の人間関係が多く、それ以外に要求される仕事の水準が高すぎる、仕事の量が過多といったことなどである。また派遣社員や契約社員などは、雇用の不安定を悩みの原因と回答している割合がそれぞれ60.4％，44.2％であった。独立行政法人労働者健康福祉機構の調査では、現在仕事に就いている女性の2割近くが気分・不安障害などのメンタルヘルスの失調を疑わせる結果であり、疾病就業者の数は計り知れない。逆に、自分はメンタルヘルスに関してはまったく不安はないと断言できる人のほうがむしろ少ないかもしれない。

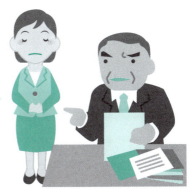

働く人の多くが仕事に関し強い不安、悩み、ストレスを抱えており、この原因は職場の人間関係が多い

疾病就業の状態では作業能率が低下する以外に、注意力が低下して安全管理がおろそかとなり、労働災害の増加や生産性の低下につながる。精神

の不調がさらに進行すると回復が遅れ、あるいは長期休職や離職にいたる可能性が高くなるので、疾病就業に対し早期に介入することが大切である。欧米ではすでに疾病就業に対する具体的な取り組みが進んでいるが、わが国での対応は遅れているといわざるを得ない。

Column

メンタルヘルスの危機は就労前の若者にも及ぶ

心の健康状態が脅かされているのは、現在働いている人のみではない。働く前の段階で就職活動に失敗する若者の自殺も増えている。2011年には、150人もの大学生などの若者が就職活動の悩みで自殺している。この人数は、リーマンショックの前である2007年の2.5倍となっている。なお、就職活動の失敗で自殺に至るのは8～9割が男性である。このように現在仕事に就いて、しかも仕事を続けていくことに喜びや生きがいを感ずることが大変困難な時代になってきたということである。わが国では少子高齢化時代を迎え、生産年齢人口の減少に直面しているが、さらに生産年齢にある多くの人たちが生き生きと仕事ができない状態にある。出生率を高めることとともに、まず本来働く年齢層にある者が仕事を通じて積極的に社会に関わっていけるようにすることも急務であろう。

---

4 適応障害とは

適応障害とは、自覚的ストレスにより抑うつ気分、悲嘆にくれる、絶望感、イライラ、不安、あせり、怒りなどの情緒に関する症状が発現し、社会性が著しく障害される状態である。仕事がある平日は症状がひどくなり、休日には症状が軽くなる傾向もみられる。この点は抑うつ状態が持続するうつ病と異なる。

ストレスが直接的原因であり、特に慢性のストレス、反復するストレスが適応障害を起こしやすいが、仕事に関するストレスはまさにこれにあたる。仕事以外に、家庭のトラブルや経済的困窮なども適応障害の原因となる。適応障害は原因が除かれると改善するが、あとになって別な精神疾患と診断されることもある。なおストレスは必ずしも単一ではなく、職場におけるストレスといっても家庭の悩みが加味されていることがよくある。

イギリスの調査ではあるが、女性の方が仕事に係るストレスで適応障害となる頻度が高い。なお、心の病で休職する疾患としてはうつ病が最多といわれている。適応障害とは外的な要因を重視した診断名であるが、抑うつ気分が主な症状になると診断書の病名としてはうつ状態等と記載されることもある。

5 うつ病とは

うつ病は、メンタルヘルス不調の代表的な疾患である。うつ病も適応障害と同様、ストレスが原因のこともあるが、原因がはっきりしない場合もある。どのような仕事の状況がうつ病の原因になり得るかというと、男女とも仕事が過重であること、仕事が受け身的であること、仕事と家庭とのやりくりが困難なことなどがあげられる。

うつ病では、適応障害と異なりストレスがなくなっても抑うつ気分が持続し、あらゆることに意欲や興味が薄れるようになる。その他、自尊心の低下、罪悪感、思考力や記憶力の低下などがある。またうつ状態には日内変動がある。すなわち朝に悪化することが多く、朝目がさめても憂うつな気分でなかなか布団から出ることができなくなる。そのため遅刻や欠勤が目立つようになる。出勤しても早退するといったことが頻回となる。しかし一日中うつ状態であるというわけではなく、午後から夜にかけて少し元気が出てくるので、本人はうつ病ということを自覚しないこともある。なお、参考までにうつ病の診断基準を表に示す。うつ病はストレスを除くだけでは軽快せず、薬や精神療法、休養などを必要とする。

表. ICD-10（国際疾病分類第10版）におけるうつ病の診断基準

F32 うつ病エピソード（うつ病）

典型的な症状	他の一般的な症状
・抑うつ気分 ・興味と喜びの喪失 ・易疲労性（活動性減退）	・集中力と注意力の減退 ・自己評価と自信の低下 ・罪責感と無価値観 ・将来に対する希望のない悲観的な見方 ・自傷あるいは自殺の観念や行為 ・睡眠障害 ・食欲不振

これらの症状の組み合わせにより、次のように重症度の分類をしている。

- **F32.0　軽症うつ病エピソード**
  "典型的な症状"が少なくとも2つ、"他の一般的な症状"が少なくとも2つあるもの

- **F32.1　中等症うつ病エピソード**
  "典型的な症状"が少なくとも2つ、"他の一般的な症状"が少なくとも3つあるもの

- **F32.2　精神病症状を伴わない重症うつ病エピソード**
  "典型的な症状"が少なくとも3つ、"他の一般的な症状"が少なくとも4つあり、幻覚や妄想または抑うつ性昏迷を欠くもの

- **F32.3　精神病症状を伴う重症うつ病エピソード**
  "典型的な症状"が少なくとも3つ、"他の一般的な症状"が少なくとも4つあり、幻覚や妄想または抑うつ性昏迷を伴うもの

- 上記以外に、その他のうつ病エピソード、特定不能のもの等が規定されている。

参考：融、中根ら. ICD-10 精神および行動の障害 臨床記述と診断ガイドライン 新訂版（医学書院）
※なお、うつ病の診断基準にはアメリカ精神医学会の『精神障害の診断・統計マニュアル』（DSM）もあり、臨床の現場ではICDとともに使われている。

6　原因不明の身体症状はうつ病を疑う

　うつ病は抑うつ気分や興味、喜びの喪失といった典型的な精神症状には当人は気付かず、痛みや倦怠感などの身体症状が前面に出ることがある。特に、頭を締め付けられるような頭痛が特徴的である。頭痛以外に肩こり、

からだの節々の痛みなどもある。さらに食欲不振、下痢、便秘などの胃腸症状や発汗、息苦しさといった症状がみられることもある。特に、うつ病の疑いがあることが上司や同僚に知られることで職場での立場が不利となることをおそれるあまり、精神症状を無意識のうちに否定してしまうこともあるようだ。そのはけ口として、さまざまな身体症状を訴えることになる。ただし、はじめから身体症状が前面に出てくるようなうつ病も存在するという考えもある。

　当人は身体症状が気になって、内科(神経内科、消化器内科など)、整形外科、脳神経外科などを受診する。その結果、頭のCT、MRI、血液検査、消化管の内視鏡検査などを行うが、いずれも異常がないことが多い。とりあえず鎮痛剤や消化剤などを処方され、しばらく経過をみることを勧められるが、症状はなかなか改善しない。また、背景にはうつ病があることから、アルコールにより一時的には症状が軽快するので、アルコール依存症に陥ることもある。

　こうした原因不明の身体症状を呈する場合には背景にうつ病があることがしばしばであるが、その場合には基本的には、うつ病の治療を行わないと改善しない。一般検査では異常がみられない頑固で多様な自覚症状を訴えている場合にはうつ病を考慮する必要があるが、本人自らはうつ病が原因ということには気づくのはむずかしく、またあえてそれを否定しようとして症状が次第に悪化してしまうことがある。

7　新型うつ病とは

　最近「新型うつ病」ということばをよく耳にする。いわば現代型うつ病というものである。その特徴は比較的若年層(20～30歳代)に多くみられ、躁うつ病ほどではないが、うつ状態と軽いそう状態を伴う例もある。そのため従来のうつ病では抑うつ気分は職場でも自宅でも持続するが、新型うつ病では会社を離れると元気になり、趣味に興ずることができる。また不安感が強く、動悸、息苦しさ、発汗などといったパニック発作のような症状が

みられるといった特徴がある。さらにうつ病は自分を責めて自殺を企てることが多いのに対し、新型うつ病は自分がこんなに悩んでいるのは上司、会社、社会などのせいであるといった他罰性が目立つ。

　また、抗うつ薬が効きにくいことも新型うつ病の特徴である。他罰性は未熟な人格の反映かもしれないが、他罰性があるとなかなか状態が改善せず、復職しても休職を繰り返すことになる。なお、新型うつ病は非定型うつ病とほぼ同義であり、厳密な意味でのうつ病の診断基準を満たしておらず、専門家の間でも「マスコミの造語」であり、正式な疾患としてみなすことはできないという見解もある。したがって、男女いずれに多いかの学術的調査はなされておらず、女性に多い、男女差がないなど報告によりまちまちである。なお、マスコミが取り上げているものは男性が多い傾向がある。職場環境になじむことができないことによる、職場不適応の一種とみなすこともできる。

8　メンタルヘルスの不調がもたらすもの

　メンタルヘルスの不調の背景には、家庭や職場でのストレスがあるが、精神的な安定性を欠くとこれらのストレスはさらに増幅され、悪循環が形成される。また、メンタルヘルスの不調は一般に休職期間が長期化することから、社会経済的に大きな損失であるとともに、事業主にとっても痛手となる。

　メンタルヘルスの不調をきたすと仕事を続けることができず、飲酒におぼれたり、家に閉じこもったりして、社会や友達から隔絶してしまうことがよくある。また自傷行為、自殺の企て、薬物依存、不特定の男性との付き合いなど大変悲惨な状態にもなる。

　メンタルヘルスの不調と健康障害に関しては、うつ病においてくわしく調査されている。うつ病に罹患すると健康的に生きようとする意志が低下し、運動や食事などの健康管理を怠るようになる。このため、肥満や糖尿病といった身体的な異常を伴ってくる。また、うつ病により酒やたばこへの依存性が出てくることがよくある。この結果、心筋梗塞や脳卒中などの心血

管系の病気にかかりやすくなる。ロシアにおける研究によると、うつ病を患った女性を16年間観察すると、心筋梗塞と脳卒中の発病率はそれぞれ2.53倍、4.63倍高くなる。

9 メンタルヘルスの不調は遷延する

　メンタルヘルスの不調は、職場環境におけるストレスと個人のストレスに対する感受性との両者が関係している。したがって、職場環境が変わらなければ復職しても再発しやすいことになる。

　霞が関にある省庁に勤務している国家公務員を対象として、メンタルヘルスの不調による休職者の再発の頻度をみた調査がある（人事院調査）。それによると、1カ月以上にわたる休職の後に職場復帰しても、再度休職を余儀なくされる割合は50％を超えている。長期休職を要する比較的頻度の高い病気のうち、過半数が再度休職せざるを得ないものはメンタルヘルスの不調以外にはない。

　オランダの民間会社の調査結果では、メンタルヘルスの不調により休職し、復職した場合の再発率は19％であり、わが国の官庁における再発率よりはるかに低い。オランダでは職場における精神衛生管理が優れている、あるいはわが国の官庁の勤務が激務であることなどが考えられる。なお、メンタルヘルスの不調で復帰した後に再発する人の多くは1年未満であり、90％は3年以内に再発し、特にうつ病を患った人の再発率が高い。メンタルヘルスの不調で復職した場合には、少なくとも3年間は負担をかけ過ぎないように本人、雇用者とも注意する必要がある。ただし復帰した者に対し、無理をさせないという配慮で特別扱いすることで、逆に疎外感を抱き、結局離職してしまうこともある。復職者が職場の一員としての自覚とプライドを持つことができるように皆で支えていただきたい。

　メンタルヘルスの不調で休職した後に復職した場合の再発のリスクに関し、女性では45歳未満では45歳以上と比べ再発率が高くなる。一方、男性では年齢と再発率との関連はみられない。また、全体の再発率に関しては男女

で差はない。

　興味あることに、再発による休職期間は男女とも2カ月程度と初回よりは短くなる。おそらく自身の体調の変化を早期に自覚して早目に必要な休養をとるようになるためであろう。このことからも、メンタルヘルスの不調を早期に気付いて適切に対応することが、長期休職や離職を防ぐために重要となる。また休職した場合には、復職後も主治医、産業医などと定期的にコンタクトをとるとともに、雇用者側も勤務の様子などをよく観察するようにしてもらいたい。復職の時期や復職後のリハビリテーションなどは、本人、主治医、雇用者などで十分に議論し、あくまでも個別的に判断することになる。

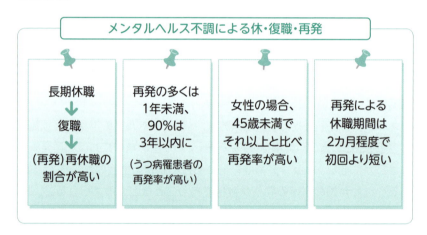

10　メンタルヘルスの不調は離職につながる

　これまで、メンタルヘルスの不調が理由で休職すると休職期間が長引くことを述べてきたが、さらに退職に至ることが多いということが示された（2012年度の独立行政法人　労働政策研究・研修機構の調査）。具体的には、うつ病などのメンタルヘルスの不調で休職した労働者の42.3％が職場復帰せずに、あるいは復帰後に退職しているとのことである。この退職率は、脳卒中などの心血管系障害や糖尿病などよりも高い。がんに罹患すると

42.7％が離職し、離職率はメンタルヘルスの不調による退職率と同等である。しかし、がんに罹患する人の多くは50歳代である。それに反し、メンタルヘルスの不調は30歳代以下に多く、未来ある多くの人々が職業人としてのキャリアを断ってしまうことによる社会全体にとっての損失は計り知れない。労働力人口の一層の低下が見込まれる現在、メンタルヘルスの不調により社会から離脱してしまうことは、何としてでも避けねばならない。また、離職することで社会との関係が希薄となることは、孤立感、焦燥感、自信や自尊心の喪失などといった苦悩を味わうことになり、当人にとってはこの上なくつらいことである。つまり離職すると職場からのストレスからは脱却できるが、むしろそれ以上のストレスを経験することで、メンタルヘルスはさらに増悪することになる。

11 メンタルヘルスの不調は気づきにくい

　実際にメンタルヘルスの不調で休職に至った労働者の約2/3は、休職の直前まで精神状態が限界を越えているという自覚はなく、精神科を受診することもない。メンタルヘルスの不調をきたした大部分の者は、まさか自分が精神を病むということは思いもつかないことだろう。なかには精神症状よりも頭痛、眼痛、腹痛、腰痛などの痛みや、動悸、めまい、発汗といった自律神経の失調症状、食欲不振、便秘や下痢といった消化器症状などの不定な身体症状が前面に出ていることがしばしばである。したがって何となく仕事がきつい、意欲が出ない、疲れやすいなどと感じている場合に、メンタルヘルスが危機に瀕していると考え、早めに精神科ないし心療内科を受診していただきたい。がんと同じで、メンタルヘルスの不調も早期発見、早期治療が重要である。早い段階で気づいて対処すれば、休職を防ぐことや休職期間を短くすることも可能となる。

　メンタルヘルスの異常は当人が気づきにくいということに加え、多少精神を病んでいるという自覚があっても精神疾患に対する世間一般の偏見もあり、なるべく周囲に知られたくないという思いで、限界にいたるまでが

んしてしまうことも発見や治療を遅らせることになる。ふだんは思いもつかないことであるが、誰もが職場環境や境遇の変化などにより、心の安定を失う可能性がある。社会全体が精神疾患に対しての理解を深め、特別視せずにオープンに話せるようにしたいものだ。このことで早期発見、治療が可能になる。

早期受診に結びつかない要因

- メンタルヘルス不調による休職者の2/3は、休職直前まで自覚なし
- 精神症状よりも、身体症状が前面に出ることしばしば
- 精神疾患に対する世間一般の偏見

12 働く女性とメンタルヘルス

　イギリスにおいて、働く医師のメンタルヘルスに関する相談を分析した結果、女性医師の方が男性と比較しメンタルヘルスの不調を訴えることが40％以上多いという。特に25〜35歳の医師に関しては、女性の方が実に3倍以上多い。その理由としては、以下のようなことが考えられる。医師のように専門職としてのキャリアを伸ばすには、大学を卒業してもさまざまな研修や資格を取得せねばならず、家庭との両立が困難となる。また、未婚の女性では仕事、結婚、挙児といった自分の人生設計が思うようにいかず、将来の設計図が見えてこない。さらに、子どもがいない女性にみられる特有のストレスとして、女性の生殖可能年齢の上限に近い40歳前後に達すると、このまま仕事を続けることで一生子どもを産むチャンスを失してしまうことで後悔しないだろうかという迷いが生ずることがある。それまでは子どもの問題を先送りしていたが、子どもを産むことができる年齢の限界に近

づくと気持ちが揺らぐことがある。ただし、現在生殖医療技術が発達して多少生殖可能な年齢は上昇してはいるが、それにしても数年程度であり、しかも妊娠する確率は極めて低く、妊娠経過や子どもの異常の発生率は高まることになる。

　このような働く女性特有の悩みを女性自身の生き方のチョイスの問題であるとし、自分の責任で解決を迫る、ということでよいのだろうか。少子化問題、あるいは医療・福祉へのリソースの配分にも関係するものであり、女性のみの問題ではなく、社会全体が否応なしに影響を受けることにもなる。他方、妊娠・育児を除いた女性の労働条件は、基本的には男性と同様に扱うということを女性の権利として尊重せねばならない。このことと、前述の女性特有の負担やストレスとをどう整合させるかということは大変むずかしい課題である。もちろんどのような生き方をするかは女性自らが判断すべきことではあるが、働く女性の抱える悩みを男女ともよく理解し、互いに異性の立場を汲んで協調していくことが大切である。

　また、いかなる職業でもいえることだが、近年職業人としての責任を強く求められ、仕事の要求水準がしだいに高まっていることがストレスに拍車をかけている。例えば医師の場合には、受け持ち患者が急変すれば昼夜を問わずかけつけないと職業倫理を問われることになる。また学校の教師は入学式、卒業式などの式典への参加は、家庭や子どもに関する私事よりも優先すべきであるという声もある。このような事例は男女共通ではあるが、特に家事や育児を担当している女性に重くのしかかってくる。現在ワーク・ライフ・バランスを保つことの重要性は叫ばれているが、ユーザーやクライエントの立場になると職業人としての責任を強く要求し、その結果多くの労働者のワーク・ライフ・バランスが保持できなくなっている。誰もが職業人であるとともにユーザーでもあり、社会全体の寛容と優しさに期待しないと総倒れになってしまう。ワーク・ライフ・バランスとは、このような社会のコンセンサスによりはじめて保証されるものである。

13　女性とうつ病

　メンタルヘルスの不調をきたす状態は多様であるが、なかでもうつ病はその中心を占める。特にうつ病の罹患率は女性の方が男性より高く、男性の約2倍といわれている。アメリカ人のデータでも、最近の1年間に抑うつ状態となった割合は、女性は9％、男性は5％ということである。多くの調査で抑うつ状態／うつ病の頻度は女性の方が高い。

　メンタルヘルスの不調で休職した場合に、特にうつ病が原因であると休職期間が長くなる傾向がある。オランダでなされた研究によると、ストレス障害／適応障害による休職期間は男女とも平均50日前後であるが、うつ病／不安障害などでは半年近くの休職となる。さらに女性がうつ病により休職した場合には、休職期間は男性より長くなるという。したがって働く女性の健康管理上、特にうつ病を見逃してはならない。

　世間一般にうつ病になりやすい女性は、内気で気が弱い女性が多いという誤解があるが、実際には仕事を精力的にこなす自信家が壁にぶつかり、それをしゃにむに、しかも誰の力も借りずに突破しようとしてうつ病になるというケースがかなりある。しかもこれまで職場や家庭において多くの試練を独力で解決してきたために、うつ病になっても助けを求めず何とか自分で乗り切ろうと頑張ってしまい、その結果、ある程度進行したうつ病になるまで治療がなされないことがよくある。

　女性がうつ状態になりやすい時期は、産後や更年期である。いずれも卵巣の機能が低下し、エストロゲンが低値となっている時期にあたる。なお、女性に多いのはうつ病（単極性障害）であって、うつの時期と躁の時期がある躁うつ病（双極性障害）には性差がない。

　うつ病、あるいは産後うつにある女性では、育児に注力できなくなる割合が高くなる。また、被虐経験のある母親がうつ病を患うと、自分の子どもに対しても同じようなことをしてしまう傾向もあり、注意や配慮が必要である。

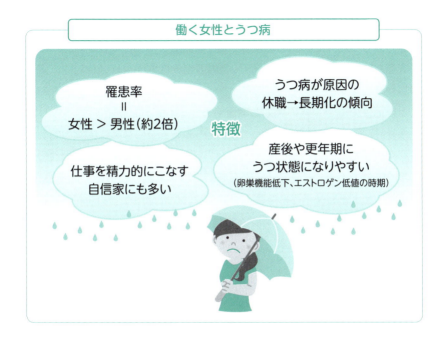

14 うつ病の原因は男女で異なる

　うつ病の直接的な原因は男女で異なる。前述したごとく、セクシュアルハラスメントがきっかけとなったうつ病などの精神障害は女性に圧倒的に多い。それ以外に、うつ病の誘因となる仕事に関するストレスの受け止め方が男女で相違がある。

　ベルギーで行われた調査によると、男性は仕事に関するストレスや不満がうつ病の原因として大きな比重を占める。一方、女性では仕事自体というよりは個人的な悩みごとがうつ状態に関わっているようだ。カナダにおける調査でも、うつ病発症のきっかけが男女で異なることが明らかにされている。すなわち、男性は家庭の問題が仕事の妨げとなるとうつ病になりやすく、女性では逆に仕事によって家庭生活が乱されることがうつ病を惹き起こすことが多い。

　わが国でなされた研究では、職場における自分の仕事の遂行能力が低い

と思っている男性はうつ病になりやすい。一方、女性は職場における自身の能力はうつ病発症の誘因とはならない。おそらく女性は仕事以外に家庭を守るということにも関心が高く、職場の悩みは男性よりは相対的に重くのしかからないのであろう。これと関連して、将来の勤務が不安定であることは男性ではうつ病の発症と関連するが、女性では関連に乏しい。しかし今後、職場において女性が高い地位を占めるようになると男女の関心事にも変化がもたらされるのであろうか。あるいは男女の関心事は両性の生物学的特性であり、女性の社会的立場によらず不変であるのであろうか。いずれにせよ家庭は子どもを育む場であり、父親・母親を問わず親が家庭への関心を深めていないと、人類は次世代を創出できなくなり、未来の社会は衰退してしまう。

15　メンタルヘルスを維持するためには

　職場において雇用主と労働者がともに以下にあげるような点に関して注意を払うことが、メンタルヘルスの維持につながる。具体的には仕事の目標や個々人の役割を明確にし、職場における指揮体制をわかりやすくする。さらに同僚や上司とのコミュニケーションを良好に保つ、職場の環境や作業過程を改善する、企業や事業所全体でストレスに関する関心を深め、ストレスの軽減や対処法を理解する、ストレスによる影響を受けている労働者を早期に発見できるように専門家による定期的なチェックを行うことなどである。職場全体が労働者のメンタルヘルスに注意を払い、上司の配慮が行き届いている職場ほどメンタルヘルスの状態がよく、労働者自らが積極的に仕事に取り組み、作業効率が高くなる。

　仕事をしている限りまったくストレスがない生活を送るのはまず不可能であるが、ストレスをためないように工夫することが重要である。それには日々規則的な生活を送る、睡眠不足を防ぐ、バランスのとれた食事をする、適度な運動などを心がけるようにすることである。また音楽鑑賞、読書、映画など、自分の好きな趣味などに時間を費やし気分転換を図ることも大切

である。また、頭の中が悩み事で占められ、常にそのことばかり考えてしまうことがないように、順調にいっていること、うまくできていることなどに関心を向け、発想の転換を図るようにすると気分が楽になる。また困っている時には同僚、親友、家族、サークルの仲間たちなどに話を聞いてもらうだけでも気持ちが落ち着くことがあるし、自分の悩んでいることがそれほど深刻ではないということに気づくこともある。

　精神的に弱っている状態がなかなか良くならない場合には、精神科や心療内科、カウンセラーなどの専門家に相談する。地域の保健所、精神保健福祉センター、職場の健康管理センターなども積極的に利用してほしい。

ストレスをためないために

職　場
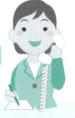

- ◆ 仕事の目標・役割の明確化を
- ◆ 指揮体制をわかりやすく
- ◆ 同僚・上司とのコミュニケーションを良好に
- ◆ 職場環境や作業過程の改善を
- ◆ ストレスに関する関心・理解を深める
- ◆ 専門家による定期的なチェックを

個　人

- ● 規則的な生活を
- ● 睡眠不足をなくす
- ● バランスのとれた食事を
- ● 適度な運動を
- ● 趣味などにより気分転換を
- ● 発想の転換で気分を楽に
- ● 人に話を聞いてもらう

良くならない場合は、専門家や専門機関に相談を！

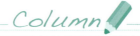

メンタルヘルスに関する最近の国の動き

　労働者の心の健康を守ることは現在産業保健における重要なテーマとなっており、国も積極的に打開策を講じようとしている。その具体例として、厚生労働省は心理的負荷による精神障害の労災認定のための認定要件を2011年に見直した。また労働者のメンタルヘルスを守るために、労働安全衛生法が改正された。新たな法律では、事業者は医師等により心理的な負担の程度を把握するための検査（ストレスチェック）を行うことが義務化された。ただし、この結果はプライバシーに関わるものであり、当人の同意を得て事業主に報告されることになる。さらに検査の結果、労働者が医師による面接指導を希望すれば、事業主はそれに応じる必要がある。面接指導の結果によっては、事業主は医師と相談しつつ、当該労働者の仕事のメンタルヘルスを改善させるために仕事の内容、就労時間などに関し必要な措置を講ずることが義務付けられた。

X 女性によくある職業関連疾患

1 女性の職業関連疾患の特徴

　世界的に労働災害による死亡例は男性に多い。この理由として男性は鉱山、建設業、荷役業務などの屋外の仕事による事故が多いことである。また、化学物質への曝露による悪性腫瘍、アスベストの吸入による胸膜中皮腫などの肺の悪性腫瘍、騒音による聴力障害、振動による神経障害など、身体に有害で危険を伴う仕事に従事するのは圧倒的に男性優位であった。つまり、これまで扱ってきた労災疾患はほとんど男性を対象としたものであった。しかしながら20世紀後半から女性の社会進出は著しく、さらに産業構造の変化があいまって女性特有の職業関連疾患が急増してきた。従来の労災疾患は主に物理的、化学的な原因によるもので、多くは因果関係が明らかな人体損傷であった。一方、女性の職業関連疾患の特徴は、反復する作業による慢性的負荷による心身へのダメージである。それ自体生命に関わるものではないが、生活の質(QOL)を損なうものである。さらに職場では女性特有のストレスがあり、働く者のストレスは一般に女性の方が大きいといわれている。その理由としてセクシュアルハラスメント、男女の差別、女性の身体能力に不相応な仕事を担当する、女性の尊厳を保てないような状況があること、などがあげられる。また、女性は暴力の被害者となることが多い。
　男性でみられた労災は、いわば事故のような偶発的なできごとが多いが、勤労女性を悩ます職業関連疾患は程度の差こそあれ、相当数の女性が経験するという特徴がある。医学的には比較的重症度は低いが、その広がりにおいて従来の労災とまったく性質を異にしている。これまでの労災疾患の対応とは異なった枠組みの対応が望まれる。

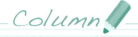

女性にもアスベストによる健康障害はあるのか

　アスベストによる健康障害の代表的なものは胸膜中皮腫であり、それ以外に肺がん、石綿肺（肺が線維化を起こす）などがある。中皮とは肺の外側を覆う胸膜と胃、腸、肝臓など腹部の臓器を覆う腹膜とに分類される。発生学的には同一の起源であり、いずれも中皮腫の発生母地となり得る。胸膜から発生する腫瘍が胸膜中皮腫、腹膜に由来するのは腹膜中皮腫であり、発生頻度としては胸膜中皮腫の方が高い。中皮腫はアスベストとの関連が深く、中皮腫のほとんどはアスベストの曝露が関係しているといわれている（「石綿と健康被害」独立行政法人環境再生保全機構、第8版）。

　ベルギーの統計では胸膜中皮腫の87％は男性である。中皮腫例を職業上のアスベストの曝露の有無で分類すると、職業上の曝露がある胸膜中皮腫のうち女性は4.4％と、ごくわずかを占めるにすぎない。職業上のアスベスト曝露は圧倒的に男性の方が多いことによるのだろう。一方、職業とは関連しない胸膜中皮腫もある。その数は職業上の曝露がある場合の約1/4であり、男女はほぼ同数である。職業上の曝露がない胸膜中皮腫も環境中、あるいは家庭内などでアスベストに曝露された結果と考えられる。このように考えると女性でもアスベストに曝露されると男性と同じように胸膜中皮腫が発生すると思われる。

　腹膜にも頻度は低いが胸膜中皮腫と同じようなものが発生する。これを腹膜中皮腫とよぶ。イタリアにおける調査では胸膜中皮腫は男性が3/4を占めるが、腹膜中皮腫は女性が約40％である。腹膜中皮腫においてしばしばアスベストによる肺の異常も認められ、腹膜中皮腫もアスベストが関連していると推定されている。しかし胸膜中皮腫にみられるような性差が少ないことから、職業とは無関係に何らかのルートでアスベストが腹膜に侵入しているのかもしれない。

2 筋骨格系の疾患は女性に多い

　女性は一般に男性より体型は小さく、筋力において劣りながら長時間にわたる反復する筋肉労働を強いられる傾向があり、筋肉痛や腰痛をはじめとする整形外科的疾患に罹りやすい。このため休職に至ることもあるが、仕事を続けながら、作業効率が上がらない原因ともなる。

　特に組み立て工場などの製造業、医療や介護に従事している女性に筋骨格系の訴えが多い。製造業で働く女性は、男性と同じ仕事をしても腰痛などの訴えが多い。その理由として、筋力が劣るため（例えば女性が物を持ち上げる力はおよそ男性の60％）男性なみの作業をすると、筋肉に対する負担が大きくなる、女性はパートタイマーなどとして働くことが多く仕事に熟練していないこと、作業環境が男性に合わせて作られていること、男性に比べて、単純で長時間反復する仕事をしていることなどがある。さらに働く女性は、一般に男性よりもストレスを感じており、それが筋肉痛として表現されるということを示唆する研究もある。

女性に多い筋骨格系疾患

男性にくらべ…
体型が小さく、筋力が劣る

長時間にわたる反復作業による慢性的負荷
（特に製造業、医療・介護従事者）

- （女性特有の）ストレス
- 熟練していない仕事ゆえの気疲れ
- 筋肉への負担大
- 男性に合わせられた作業環境

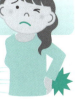

筋肉痛、腰痛、首、腕、手首、手の痛み

製造業に従事する女性で頻度が高い訴えは、首、腕、手首、手の痛みなどである。特にからだをひねるような体勢で行う仕事や、手を肩より高い位置で作業を行う仕事でこれらの部位の痛みが多くみられる。つまり持続的に不自然な体勢で作業を行うことが、女性の筋骨格系の訴えに関係している。医療や介護に関わる女性では、上体をかがめて仕事をすることや、患者を抱きかかえて移動させるような動作が大きな負担になるのだろう。さらに女性は家庭でもからだを休めることができず、そのことが心身への負荷をさらに高めることで、筋骨格系の異常の発生を助長しているといわれている。最近の研究が腰痛とストレスとの関係を見出しており、家事でも手を抜くことができない女性にたまっているストレスが腰痛として表現されている可能性もある。

　一方、男性においては急激にからだに物理的負荷が加わった場合などがきっかけとなって腰痛が起こることが多く、原因と症状が明らかであるような事例が多い。それ以外の男性の腰痛は、女性ほどは作業との関連性は強くない。

　なお、女性は事故による大きな外傷は男性よりはるかに少ないが、工場の組み立てなどの仕事についている女性で手指の外傷は時にみられる。仕事に不慣れなことも関係しているが、夜勤や勤務時間が不定なため生活のリズムが乱れることで集中力が低下することも事故の原因となる。

3　事務職と筋肉痛

　近年、コンピュータと向き合った仕事が増えている。このような事務職に従事している女性の過半数以上が、首、肩、腕などの上半身の痛みを訴えている。1日中座ったままでの反復した作業が、上半身の筋肉痛の原因となるのだろう。

　女性の仕事を事務職（デスクワークが主）と作業職（職場内で頻回の移動、物の運搬などが主）とに分類すると、腰痛、肩こり、むくみなどの身体症状は明らかに事務職の方が多いという調査結果がある。単純に考えるとから

だを使う作業の方が筋肉痛などの症状は多いと思いがちであるが、結果は逆である。ではどうして事務職で筋肉痛が多いのだろうか。その説明として、ふだんから運動の習慣がある女性では事務職であっても筋肉痛の頻度は少ないという研究結果がある。つまり、適度な運動が筋肉痛の予防となり、運動習慣がなくてからだを使う仕事に従事していると、あたかも運動の効果と同様の効果が期待でき、そのため筋肉痛が少ないということになる。ただし、からだを使う仕事でも運動量が過度になれば、それによる腰痛などの身体症状が出現することはいうまでもない。さらに事務職で、かつ家事が忙しい女性は筋肉痛で悩む頻度が高い。家事による心身のストレスも、筋肉痛の一因となっているのだろう。

　事務職における筋肉痛の予防法は、一定の時間ごとに適度な休憩をとり、軽い運動をするなどしてリラックスすることや、家事の負担を家族で分担することなどである。

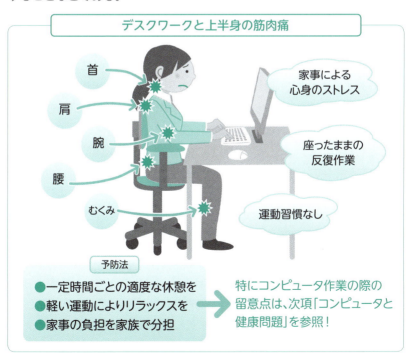

4　コンピュータと健康問題

　今やほとんどの職場でコンピュータが利用されており、特に女性がその操作にあたることが多い。コンピュータなどのディスプレイと長時間向き合うことによる健康障害をVDT(visual display terminal)症候群(注)と呼んできた。そもそも人間の目は6m以上離れた事物や風景を見ているのが無理のない状態であり、終日IT機器と向き合うということは、かつて人類が経験したことがない生活体験である。VDTには目の異常(ドライアイ、眼精疲労、充血など)、身体症状(首、肩、腰の痛み、手首の腱鞘炎など)、不定愁訴(頭痛、食欲低下、睡眠障害、不安感、抑うつ状態)などが含まれる。原因としては長時間一定の姿勢(時に不自然な姿勢)をとっていること、キーボード操作によるもの、あるいは常にコンピュータ画面を眺めていて、自分のペースで仕事ができない、コンピュータ作業は常に管理者から監視されていることなどによる筋肉疲労や心的ストレスなどが考えられる。

　コンピュータ作業に従事する女性は男性よりも筋骨格系の症状を起こしやすい、という調査結果がオランダより報告されている。すなわちコンピュータ作業をする勤労者で、首、肩、腕の痛みを訴える割合は男性で48％、女性で61％と女性の方が高かった。勤務時間は男性の方が長いにも関わらず、症状は女性の方が多いという結果である。また、女性は手首や手の異常が多くみられる。コンピュータ作業は非肉体運動ではあるが、従来の事務作業より筋骨格系のトラブルが多く、しかも理由はともあれ女性の方が、リスクが高いようだ。

　コンピュータによる健康障害を防ぐには正しい姿勢で作業する、両腕は体幹に近づける、肩の力を抜く、ディスプレイが反射するのを避ける(グレアの防止)、長時間ディスプレイを見つめない、一連続作業時間が1時間を超えないようにし、連続作業時間と連続作業時間の間に10～15分間程度の作業休止時間を設け、かつ一連続作業時間内に1～2回程度の小休止をとる、時々同僚と会話するなどの気分転換を図ることなどが勧められる。また仕事中に簡単にできるストレッチ体操をすることや、時々いすから離れてか

らだを動かすことも予防効果がある。

(注)VDT症候群という診断名は国際的なものではない。英米などでは単にコンピュータによる健康障害、目の症状などと表現されている。

5 皮膚疾患

　職業についている女性で悩むことが多いのは、手の接触性皮膚炎・湿疹である。原因は化学物質や化学的刺激により、手の皮膚が障害されることである。また、化学物質に対するアレルギー反応も皮膚炎の原因となる。この場合は、直接接触した手以外に、顔や首などにも皮膚炎が発生することがある。もともとアトピー性皮膚炎や喘息などのある女性では、特にアレルギー性皮膚炎を起こしやすい。

　医療関連の職業についている人では、ラテックスアレルギーが問題となる。医療用手袋にゴムの木の成分であるラテックスが残留しており、ラテックスによるアレルギー反応である。手袋に触れたところが赤くなったり、盛り上がったりしてかゆみを伴う。時にアレルギー反応が全身に及ぶとアナフィラキシーといって、血圧が低下し、喘息発作みたいになって呼吸困難となり危険な状態になる。看護師ではそのほかに消毒剤、石鹸、マスク、頻回の手洗いが原因となって皮膚炎を起こすことがある。アメリカにおける調査では、看護師の47.3％に職業による皮膚炎が認められ、局部が赤くなってかゆみがあるといった症状に悩んでいる。

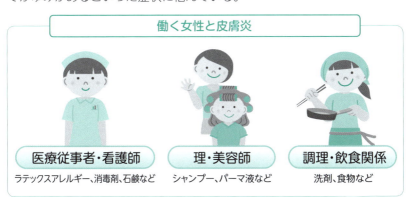

理容師・美容師はシャンプー、パーマ液、染毛剤、洗剤、手袋などが原因となって手の皮膚炎がよくみられる。理容師・美容師をめざした者の14〜20％は接触性皮膚炎のために2年以内に仕事の継続を断念している。

　調理・飲食店では洗剤、食物などに接することで皮膚炎が起こる。手袋着用や水仕事で手が湿っていると洗剤に対する皮膚の感受性が高まり、皮膚炎にかかりやすくなる。また、手の真菌感染も湿っていることで発生しやすくなる。特に、カンジダというカビの一種が爪や指の間にできる。爪のカンジダ症は爪が部分的に白く濁り、爪の表面に凹凸ができる。さらに爪の周囲が赤く腫れてくることもある。指間のカンジダは主に第3指間（中指と薬指に間）が赤くなりただれる。

　職業が関連する皮膚炎の予防は、手袋をはめるなどして化学物質への接触を極力少なくすることである。また、ぬれた手はまめに拭くことも大切である。仕事の前後に、無臭性のクリームを塗布して皮膚を守ることも予防になる。

6　下肢の静脈瘤

　足の静脈瘤は中高年の女性に多く、軽いものを含めると2人に1人程度の割合でみられる。調理師や店員のように、長時間同じ姿勢で立ち続ける女性に静脈瘤ができやすい。足の浅い静脈が拡張し蛇行して皮膚の表面に浮き出てきて、外見が気になることもある。さらにむくみ、倦怠感、痛み、かゆみなどを訴え、症状は夕方に増強する。長らく放置すると、皮膚が紫色に変色して固くなる。さらに湿疹や潰瘍ができることもある。静脈瘤は立ち仕事以外に、お産の経験がある、高血圧、肥満などでもリスクが高まる。少なくとも血圧や体重に注意すること以外に、散歩、ジョギングなどでふくらはぎの筋肉を鍛えておくことも予防になる。

7 医療に関わる女性と健康

医療は女性の職場として代表的なものである。日本医療労働組合連合会は2013年に、看護師、助産師、保健師など約32,000人の労働・健康実態調査を実施した。なお、約9割が女性であった。その結果によると、「慢性疲労」が73.6％であり、1898年の調査以来最も高い率であった。健康状態に不安があるという者は60％（病気がち；2.6％、健康が大変不安；8.2％、健康に不安；49.2％）に達している。また、仕事で強い不安や悩み、ストレスを感じている人の割合は67.2％であった。他の職種についている女性でも、それなりのストレスや健康不安はあるだろう。だが、医療は人の生命をあずかる仕事であり、常に緊張した状態を余儀なくされる。また、患者の搬送などの肉体を酷使する仕事であり、加えて夜勤などがあり勤務時間が不定である。このようなことでストレスや健康不安は比較的高い職種といえるだろう。

では、医療に関わる女性では、妊娠・出産への影響はあるのだろうか。妊娠経験のある女性のみでの調査では29.8％が切迫流産（出血などがあり、流産の危険性がある状態）を経験し、流産、早産に至った率はそれぞれ9.2％、4.2％であった。確かに妊娠中の出血の頻度は高いようだが、流産や早産のリスクが他の職種に比べて明らかに高率とは断定しがたい。

さらに、医療の現場ではさまざまな感染症に遭遇する。特に小児を対象とする医療では感染症を扱うことが多く、医療従事者が罹患することはまれではない。

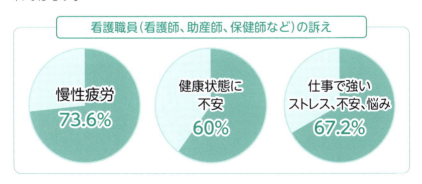

XI 女性と仕事をめぐって

1 女性は男性と同じ仕事をするのか

　以前は男性優位の仕事とされた領域にも、女性が進出してきている。では仕事をする上で、男女はまったく同等な能力や適性を備えているのだろうか。男女間ではいろいろな能力に性差がある。一般に男性は視空間の認識、数学などを比較的得意とする。他方、女性は言語能力、他人の感情の理解、コミュニケーション能力、審美眼、文学、記憶力などに優れているとされている。また、計画されている仕事を正確に実行する才能は女性の方が豊かであるとされている。ただし、IQなどで評価される知能には性差は認められない。また、以上述べた男女の性差はあくまでも平均で比べたものであり、平均的な性差を越えた個体差があるのは当然である。

　さて、男女の特性から男性は製造業、建築業といった物を相手にする仕事に従事することが多い。一方、女性は医療、福祉、介護、教員、販売業、サービス業、受付業務などの仕事に就くことが多い。女性は人を相手にする仕事に関心や適性があることから、もっともなことといえる。

　身体能力に関する性差は明らかである。男性と比較すると女性の身体的特徴は以下のようである。まず体のサイズが小さい。さらに筋肉量は少なく、呼吸機能である肺活量は男性より11％少なく、しかも血液の酸素運搬能と関連する血色素（ヘモグロビン）は約20％少ない。つまり女性は、筋肉を駆使する仕事に関しては男性と対等に仕事をするには無理があるといえる。一方、脂肪量が多いということは持久性が高く、寒冷環境での作業には男性より耐性があるということになる。

　もちろん男女とも職業選択は本人の自由意志によるものであるが、社会や雇用者は両性の生物学的特性を考慮して、男女ともが快適に、かつそれぞ

れの資質、適性を最大限に発揮できるように配慮していただきたい。それにより会社の生産性も高まり、男女とも快適に仕事ができることになる。

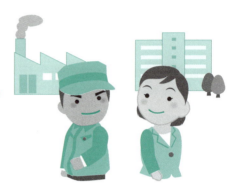

性差(両性の生物学的特性)を考慮した快適化、適正発揮への配慮を

2 管理職は男女とも健康によくないか

現在わが国では、女性の管理職の割合を増やそうという政策を掲げている。女性が管理職として働くことは、健康に対していかなる影響があるのだろうか。また、男性の管理職と比較して健康への影響に違いがあるのだろうか。

これまで欧米においては、男女とも社会的地位が高い専門職の方が、身体を使う労働者(ブルーカラー)より健康状態がよいといわれてきた。具体的には、ブルーカラーに属する労働者はがん、心疾患や脳卒中などの心血管系疾患による死亡率や、これらを含むすべての死亡率は、専門性が高く社会的地位が比較的高いとされる労働者と比較して高い。わが国においても、ブルーワーカーは外傷などの労働災害のみならず、心筋梗塞や脳卒中などの心血管系の病気で亡くなる率が高いという調査結果がある。

では、管理職につくかつかないかで死亡率に差があるのだろうか。以下、廣川らの調査結果を紹介する。1970年から1985年の間では、管理職にある男性は製造に直接関わる男性の死亡率よりむしろ低い傾向であった。次に1990年代後半の調査結果によると、管理職についている男性と非管理職の男性との間では、ブルーカラー、ホワイトカラーのいずれにおいても、心血管系および全死亡率に明らかな差異はなかった。しかしながら、1980〜

2005年における男性労働者のがん、心疾患、脳卒中などによる死亡率の変化をみた研究では、全体として減少傾向がみられたが、管理職や専門職では1990年以降むしろ増加傾向にある。その理由としては、多忙のためがんの発見、治療が遅れることや、自殺の増加などが考えられる。なお、自殺は経済情勢を反映しており、調査時期により管理職の死亡率が変動することが予想される。

　女性に関しても、管理職は死亡率が高いという報告がある。いずれにせよ1990年に入ってから管理職のストレスが高まり、管理職に特有なストレスは非管理職における健康リスクと同程度となったのだろう。廣川らの研究でも、少なくともブルーカラーに属する女性の管理職の総死亡率は、非管理者である女性労働者より高かった。女性の管理職は職場での責任者としてのストレス以外に、女性としての家事や育児の負担も加わることで心身の負担が大きいのだろう。さらに、女性は一般に健康上の不安があると、男性よりも気軽に受療する。このことが疾病の予防や早期発見につながり、女性の健康度を高める一因となっている。しかし管理職にある女性は、多忙なためヘルスチェックを受ける時間がないことがしばしばである。

　女性のリーダーを養成するためには、社会全体がバックアップをすることが大切であろう。また、多くの国々で女性の平均寿命は男性を上回っているが、女性の就労化が進むと寿命差は縮まるかもしれない。

　管理職の仕事量や責任の大きさは国や時代により異なることから、海外と比較するのはむずかしいが、アメリカ連邦政府の高官の死亡率をみた結果が2001年に報告されている。それによると政府高官の死亡率の男女差は、一般国民の死亡率の男女差より縮まっている。女性が男性と同じような責

任ある地位に就くと、男女の寿命格差は接近するかもしれない。このことを裏付ける事例を示すと、心臓病による死亡は男性に多いが、要求レベルの高い仕事に就いている女性では格別なストレスがない仕事をしている女性と比べ心臓病にかかるリスクは約2倍となる。またアメリカの医療機関での調査でも、責任ある地位にある女性スタッフの心臓病のリスクは40〜70％高まっていた。心臓病は代表的な死因であり、女性の心臓病が増えれば男女の寿命差は縮まるであろう。

　医師などの専門職についている女性でも、同様なことが知られている。アメリカの若い医師における燃え尽き症候群やそれによるうつ病の頻度を男女で比較すると、女性医師の方が若干ではあるが頻度が高い（Medscape Physician Lifestyle Report）。また欧米における医師の自殺に関しては、男女とも全体の自殺率より高いが、特に女性の方が際だって高い（男性および女性医師の自殺率は一般人口のそれぞれ1.4倍、2.3倍）。さらに、自殺の原因となり得るうつ病は心臓病などのリスクと関連することから、精神のみならず身体機能をも損なうことになる。以上より、就労女性や女性管理職の増加は職場以外での男女の役割分担を大幅に見直さなければ、男女の疾病構造や寿命の性差に影響を及ぼすことが危惧される。

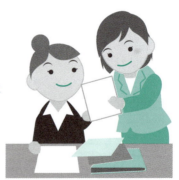

女性の管理職は、職場での責任者としてのストレス以外に家事や育児の負担も加わり心身の負担が大きい

3　シングルマザーにどのような支援が必要か

(1) シングルマザーと就労

　現在、母子家庭は124万世帯とされており（平成23年度の全国母子世帯等調査）、子どもを育てている家庭のほぼ1割を占めることになる。諸外国では、未婚女性が子どもを産んでシングルマザーとなる割合が高いが（ただし特定の男性と同居していることがかなりある）、わが国では離婚によりシングルマザーとなる場合が9割近くである。

　シングルマザーの8割は就業しているが、正規社員は4割程であり、多くはパートやアルバイトなどである。そのため平均年収は低く（シングルマザーの就労収入は平均で約180万円；平成23年度の全国母子世帯等調査）、全体の貧困率は50％に達する。母子世帯の生活の困窮は子どもの発育・発達にも好ましからざる影響を及ぼすことになり、社会全体として支援していく必要がある。

　シングルマザーの就労支援は大変重要なテーマであるが、いくつかの課題がある。まずシングルマザーは就労経験がないまま、仕事を探すことになるケースが多く、職種が限定されてしまうことである。また、育児のために勤務時間や勤務場所が限定されてしまう。加えて10代で妊娠した場合には、さらに大きなハンディキャップを負うことになると思われる。

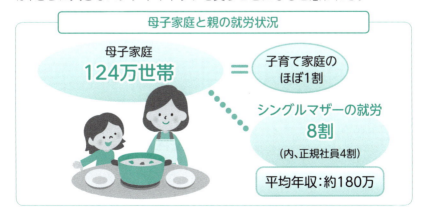

(2) シングルマザーと健康

　シングルマザーは、一般に精神的ストレスが高いレベルにあるといわれている。カナダで行われた研究では、シングルマザーは、夫がいる母親と比較し、うつ病にかかりやすいということであった。その原因は、シングルマザーが経験する慢性的なストレスにあると推定されている。では、シングルマザーはどうして慢性的なストレス状態にさらされるのだろうか。経済的困窮や、社会との関わりが希薄であり、相談相手がいないことなどがあげられる。さらに、仕事に関するストレスも関係していると思われる。具体的には、育児のために勤務時間の調整が思うようにならず、そのため自分の才能を十分に発揮できないで低収入に甘んじていることなどがストレスとなる。

　アメリカの調査によると、独身で出産した女性は、結婚して出産した女性と比べ、中高年になると健康を損なうことが多い。ストレスは万病の元でもあるので、持続的なストレスが何らかの健康を損ねる誘因となるのだろう。特にシングルマザーの健康を脅かすもののひとつに、アルコール依存症がある。

(3) シングルマザーへの社会的支援

　シングルマザーはさまざまな問題を抱えており、当人の健康障害のみならず、母親の貧苦は子どもの養育や教育にも悪影響を及ぼすことで、次世代にも影を落とすことになる。別な表現をすれば、子育ては個人的なものではなく、未来社会の発展につながるものである。この意味では、シングルマザーに対する社会的支援は、高齢者に対する支援とは異なった意義がある。シングルマザーには一般に相談でき、力になれる身内が少ないので、ワンストップサービスで彼女たちが直面する経済的問題、就労、育児などの多くの問題を包括的にアドバイスや支援ができるような制度が望まれる[注]。

(注) シングルマザー（ひとり親家庭）を対象とした就業の相談、職業訓練、資格取得などに関する支援制度がいくつかある。例えば、母子家庭等就業・自立支援センター事業、母子・父子自立支援プログラム策定等事業、自立支援教育訓練給付金、高等職業訓練促進給付金などである。その他、児童扶養手当制度や母子・父子・寡婦福祉資金貸付金などの経済支援制度も利用できる。また最近では、シングルマザーとともに、シングルファザーの方も支援を受けにくいという状況があり、問題視されつつある。

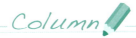

シングルマザーの幸福度と少子化

　先進諸国において女性の社会進出はめざましい。仕事をこなしながら出産する女性が増えている。しかしながらわが国と異なり、アメリカ、フランスをはじめ欧米諸国では、結婚という形態をとらずに子どもを産み育てている女性が多い。アメリカでは、2009年度において全出産例の39％は未婚女性である。40年前は2％であったことを考えると、家族の形が急速に変わりつつある。

　現在わが国で少子化対策が叫ばれているが、欧米では未婚女性の出産が出生率を高めていることになる。別な見方をすると、未婚の出産が少ないことがわが国の際立った低出生率の一因となっている。欧米でのシングルマザーの増加の背景として、女性たちが高等教育を受け、就労して経済力を持つようになったことがあげられる。また、自由を求めて結婚という形態をとらずに子どもをもうけるという選択を躊躇しないことも、未婚女性やシングルマザーを増加させる一因になっていると思われる。

　わが国では、欧米と比べるといまだシングルマザーは少ないが、女性の自立は進んでいるので、欧米の傾向を追随するかもしれない。しかしながら、わが国固有の文化、家族観、道徳観があり、必ずしも欧米のようにはいかないという予想もある。そうなると仕事をする女性は増えるが、生殖に適した年齢で子どもを産む機会を逸する女性が増えてくるということになる。これはまさに現在進行していることであり、少子化につながっている。

　では、アメリカのような女性の"自由な生き方"を奨励すべきなのか。現在アメリカでは、女性の就職の機会や昇進は男性と対等であるということが社会のコンセンサスとなっている。その結果、男性特有の悩みであった仕事上の悩みやストレスを共有するようになり、それに伴う心身の失調もみられるようになっている。その結果、女性の幸福感は"自由な生き方"を手に入れたにもかかわらず、むしろ以前と比べて低下しているといわれている。つまり、

アメリカにおける自由な女性の生き方はいまだ女性の理想の生き方にはなっていない。女性の社会進出は喜ばしいことではあるが、最も大事なことは、女性がいきいきとして幸せに生きていける社会にすることである。働く女性が子どもを産んでも、子どもとども幸せを実感できる社会を目指すべきである。

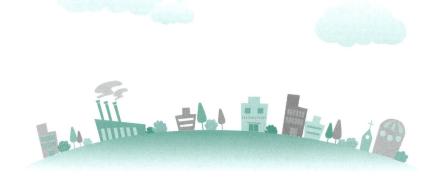

付説　女性の就労の歴史

　古くから女性は家庭において手工業に従事していたが、18世紀末からイギリスで産業革命が起こり、工場労働者として勤務するようになった。特にビクトリア朝(1837～1901)において、多くのイギリス女性が家事をこなしながら家計の助けのために仕事をするようになった。産業革命の結果、農村部の仕事が少なくなる一方、都市部での労働者の求人が増し、農村部の女性が都市に進出した。また、当時は大家族が多く平均寿命も長くなった結果、祖父母が孫の世話をして母親が勤務に出ることも可能となった。19世紀後半には約2/3の女性が就労していたが、特にビクトリア朝の繁栄期である1850～1870年代にかけて、女性の社会進出はめざましかった。当時の女性の仕事は、パートタイムが多かった。しかも女性の賃金は男性よりも安く、職場によっては勤務時間や仕事を限定されていた。さらに女性は仕事とともに家事、育児もこなしており、自立して仕事をできるようになるのは1880年代以降である。

　女性の健康を守るために、1844年には工場法により1日12時間労働が定められた。1847年には10時間に短縮された。19世紀後半にはタイプライターが発明され、タイピストは主に女性の仕事とみなされていた。

　産業革命はヨーロッパ全体に広まっていったが、女性労働者の健康を懸念する動きが次第に高まってきた。1889年にベルギーで子どもと女性の労働についての法律が制定された(the Child and Women's Labour Act)。これにより、21歳未満の女性が鉱山で勤務することが禁じられた。さらに、出産後4週間以内の女性を働かせることも違法とした。しかしこの間の賃金は支給されず、女性労働者は不利な立場におかれていた。第1次世界大戦が始まると、参戦国の女性は軍需工場などに動員された。1919年には国際労働機関(ILO)が設立され、女性の労働を8時間に制限し、母性の保護をめざした。

アメリカでは、20世紀初頭に勤務時間に関する制約を認めないという風潮があったが、1908年にオレゴン州が女性の健康を護るという目的で工場、商業、クリーニングに従事する女性の労働時間を最長で1日10時間と定めるという州法を制定し、最高裁判所が支持した。これは女性の労働に関する男女差を法制化したものとして、画期的な事例といえる。その理由として、子どもを産み育てる存在としての女性の生物学的属性を考慮したものである。出産・育児は未来社会、ひいては民族の繁栄につながるものであり、それを担う女性の保護は社会的利益であるとの認識が社会に広まった。つまり、主婦、母親としての女性の役割に重きを置いたものであった。母性の保護は大切なことではあるが、個々の女性の意思の尊重というより、家庭の安定や社会全体に資するための女性の生き方をやや強調し過ぎているものともいえる。当時のアメリカでも女権主張者たちは勤務条件の男女差を認めることは、男女を分け隔てるものであり、しかも女性の経済的な独立を妨げ、男性に対して劣勢になるとの理由で、裁判所の裁定に反対の立場を表明していた。

　身体能力には性差があることは歴然としており、筋力を要する職種では労働安全という観点から、女性の労働内容や労働時間をおのずと男性とは区別することは、世界的なコンセンサスが得られている。ただ母性の保護ということを強調し過ぎると、個々の女性の自立的な生き方よりも家族、社会、あるいは国の将来のための出産・育児を優先すべきであるという解釈がなされることもあり得る。ただし、女性が子どもを産むのは個人のためか、社会のためかという二項対立的なものではない。

　1908年のオレゴン州法は、その後半世紀以上にわたってアメリカにおける女性の労働に関する支配的な見解となった。女性の労働時間はさらに8時間に短縮され、女性の労働スケジュールを事細かにチェックし、女性の夜勤を原則的に禁止するなど、女性の労働に関する制限はさらに強まった。

　1972年に至り、1908年に制定された法令は女性の潜在能力を最大限に発揮するのを妨げるものであり、さらに身体能力にも個人差があり、当人が希望すれば男性と差別化すべきではないという考えが主流となった。男女

の労働条件を区別するということは、憲法で定められた男女の権利の平等性に抵触するということで大幅な修正がなされた。その後、女性に限定した法令は、男女共通の労働安全や労働者の健康を保護する法令に取って代わった。しかしながら、例えば戦闘部隊における特殊な任務を女性が担当することは女性ゆえの身の危険を伴うことから、男性に限定すべきであるというように、画一的な男女の機会が同等であるという考えに疑問を呈する向きもある。

　わが国においては、19世紀末には繊維産業の工場労働者の約9割は女性であった。1911年には工場法が公布された。これによると女性の労働時間を12時間とした。当時の紡績工場での女性の労働が過酷を極めたことは、「女工哀史」の中で語られている。1923年に工場法が改正され、11時間労働となった。さらに1929年には、児童、女性の深夜の労働が禁止された。

　戦後1946年に公布された日本国憲法27条では、すべての国民は勤労の権利を有し、義務を負うということが明記された。1947年には労働基準法が制定された。これにより、女性の労働時間は先進国と足並みをそろえ8時間となった。この法律は、体力の劣る女性の健康や母性を守るという観点から制定されたものであり、女性の時間外労働の制限、深夜業の原則禁止、危険な業務の就業制限、坑内労働の禁止、産前産後の休暇、育児時間の確保、生理休暇などが規定されている。この規定は若干の改正はあったが、その後約30年間にわたり施行された。1972年には勤労婦人福祉法が制定され、妊娠中および出産後の健康管理に関する配慮や、育児休業の実施などが事業主の努力義務として定められた。

　1985年には、先進国にならい男女雇用機会均等法が成立した。これにより労働基準法にある女性の就業規制や生理休暇の規定は緩和された。このことは男女の生物学的差異に着目し、女性の健康を守るということより、女性が社会で活躍することは女性の権利であり、規制を設けることでその権利を発揮できないことの方がより問題であるということを重視したものである。いずれにせよ、女性の社会進出をより推進することになった。一方、産後の休暇が8週間に延長され、多胎妊娠の場合には産前の休暇は10週間

に延長されるなど、母性保護の規定は強化された。これらはともに、女性の待遇の格差の是正をも意図したものである。さらに、1997年には労働基準法にある女子保護規定が撤廃され、男女の対等性がより推進され、1999年には母性保護以外の女性の保護規定は完全に撤廃された。母性保護に関しては、多胎妊娠の産前休暇がさらに14週間に延長された。これは多胎妊娠の最大のリスクである早産の予防という点で、医学的には極めて妥当な改正といえる。特に、近年子どもを産もうとする時期が高齢化している。高齢女性ほど自然に妊娠する確率が低下し、不妊治療に頼ることが多くなる。不妊治療による妊娠例は多胎率が高く、さらに高齢の多胎妊娠の早産率は著しく上昇する。それを予防するには心身に負荷をかけないことが重要であり、その意味で多胎妊娠の産前休暇を伸ばすことは、昨今の女性のライフサイクルの変化に鑑み大きな意義がある。

あ と が き

　働く女性の健康管理に関しては、従来母性保護の立場で妊娠、出産、あるいは子どもへの安全性ということに焦点があてられていた。もちろん母性への配慮は大事なことであるが、同時に働く女性のからだを守り、女性が快適に仕事を続けることも極めて重要である。これまでも勤労者の健康管理は国が主体となって行われてきたが、実際女性の勤労者が少なかったため、多くは男性を想定した管理基準となっていた。もちろん男女共通の問題も多いが、近年特に女性特有の健康障害の重要性が増してきた。その理由として、20世紀半ばまでは勤労者の健康を害するものとしては、結核などの感染症や仕事による事故、あるいは化学物質や物理的刺激による有害反応であり、これらは労災疾患との因果関係が明確であり、しかも男女の間でそのリスクにはあまり差異がなく、対策も共通である。ところが、これらの外因的な因子による労災疾患のリスクが労働安全管理の徹底、職場環境の整備などにより次第に低減してきた。それに代わって苛酷な勤務、仕事のストレスなどがきっかけとなった筋骨格系、高血圧、糖尿病、メタボリックシンドローム、脳血管障害、がん、メンタルヘルスの不調などが多くの勤労者の健康を脅かすものとなった。これらは職業が関連しつつも、個人の疾患に対する感受性も発症に大きく関わるものである。また、男女において発症率や発症する年齢などに差がある。このため性差を考慮した勤労者の健康管理が特に重要となってきた。いわば性差に基づく労働者の健康管理の必要性は近代化を遂げ、外的因子による労災疾患はある程度克服しつつある国においてそれに引き続く課題として浮上してきたものといえる。

　本書を通じて特に強調したいことは、女性が仕事をしても、家庭内での妻・母親と夫との役割分担は旧来のままであるということである。家事だけでも立派な仕事であるが、そのうえ外に出て仕事をするとなると、二人分の仕事をすることになる。これでは心身ともに疲弊してしまうだろう。家事・育児は女性がやるものといった固定観念を引きずりながら、女性は外に出て男性なみの条件で仕事をするのは理不尽である。特に子どもを産み育てる

のは個々人の自発的な選択ではあるが、同時に社会の存続に関わるものであり、個人の問題、自己責任などといった近視眼的な扱いをすべきでない。したがって働いている女性が妊娠・出産するような場合には、単に当事者である女性と雇用者のみとの間で勤務条件などが個別的に議論されるべきものでない。社会や国全体がさまざまなかたちで支援しないと、わが国の将来図はみえてこないだろう。

　産業保健における勤労女性の健康管理という分野はいまだ歴史が浅く、体系化されたものはない。今回、これまで集積された断片的な知見を可能な限り渉猟して成書にしたものである。この領域は医学全般、公衆衛生学、産業保健、精神保健、労働行政、社会福祉など多くの分野を巻き込むものであり、とても私個人の手に負えるものではない。ただし、勤労女性の健康問題は大変逼迫した課題であり、それほど悠長に構えているわけにいかず、あえて拙速とのそしりを顧みず上梓した次第である。またこの領域は産業構造、社会経済状況、医療レベルなどにより変容するものであり、本書はあくまでも現時点での考え方を取りまとめたものである。本書が導火線となって、勤労女性の健康問題が広く社会の関心を呼ぶことになれば著者の本願である。最後に本書を起草するきっかけとなったのは、現在著者が所属する労働者健康福祉機構の職員が日々身を粉にして勤労者の健康予防や疾病の治療、職場復帰医などに尽力しており、勤労者の健康管理に向けた職員たちの熱意に啓発されたものである。また、労働者健康福祉機構で行われた研究成果は本書作成にあたり大いに参考となった。したがって当該機構の職員一同の平素のひたむきな活動が本書刊行の原動力となったものであり、職員各位に謝意を表したい。さらに本書の編集にあたり、労働者健康福祉機構の加藤賢朗理事にはひとかたならぬ御協力を賜ったことを特記したい。

　最後に、本書の出版に際して御協力頂いた産業医学振興財団の山田剛彦氏、岩﨑伸夫氏をはじめスタッフの皆さんに厚く御礼申し上げる。

2015年夏
武谷 雄二

参考文献

- 武谷雄二　月経のはなし－歴史・行動・メカニズム　中公新書　2012.

- 平成12年度厚生科学研究（子ども家庭総合研究事業）報告書

- プリンシプル産科婦人科学 1　婦人科編 第3版　武谷雄二、上妻志郎、藤井知行、大須賀穣 監修、メジカルビュー社　2014.

- プリンシプル産科婦人科学 2　産科編 第3版　武谷雄二、上妻志郎、藤井知行、大須賀穣 監修、メジカルビュー社　2014.

- 武谷雄二　脳におけるエストロゲンの見えざる作用（第2回）HORMONE FRONTIER IN GYNECOLOGY. 21: 62-66, 2014.

- 木戸道子　ワーキングマザーのすすめ－仕事も子どももゲットする！　悠飛社　2001.

- 島津明人　ストレスコーピングと性差　性差と医療　2:1289-1293　2005.

- 自殺予防マニュアル【第3版】－地域医療を担う医師へのうつ状態・うつ病の早期発見と早期治療のために　公益社団法人日本医師会 編集　西島英利 監修　明石書店　2014.

- ここが知りたい 職場のメンタルヘルスケア－精神医学の知識＆精神医療との連携　日本産業精神保健学会 編　南山堂 2011.

- 日本ナースヘルス研究報告書（平成22年度―25年度）研究代表者；林邦彦

- 高橋恵子、大塩孝江　対談：ひとり親家庭への支援　母子保健、7月号、2014.

- 吉内一浩　女性がん患者における心のケア　女性心身医学、19:171－174, 2014.

- 内間康知、肥後直生子、荒木由美子　勤務形態の異なる女性の体組成および身体症状の比較検討　日本職業・災害医学学会誌　62:96-100、2014.

- 小山文彦、本間誠次郎、芦原睦、他　労働者の抑うつ、疲労、睡眠の状況とHPA系内分泌動態の検討　日本職業・災害医学学会会誌　62:143-148, 2014.

- 岡崎翼、加藤敏　「職場関連」気分障害患者の臨床特性：非関連群との比較　精神神経学雑誌 113: 537-553, 2011.

- 真栄里仁、樋口進　女性の飲酒をめぐる状況と職域での対応　産業医学ジャーナル　37: 14-19, 2014.

- 根本友紀、佐藤友則、鈴木恵子、他　女性における体組織、動脈壁硬化の加齢変化の特徴　日本職業・災害医学会会誌　62:111-116,2014

- 労災疾病等13分野医学研究・開発、普及事業研究(第2期)、2013年12月、独立行政法人 労働者健康福祉機構.
    1) 辰田仁美、加茂登志子ら 「働く女性のストレスと疾病発症・増悪の関連性に係る研究・開発、普及」研究報告書
    2) 宮内文久、森本タケ子ら 「女性の深夜・長時間労働が内分泌環境に及ぼす影響に係る研究」報告書
    3) 上條美樹子、亀山隆ら 「働く女性における介護ストレスに関する研究-女性介護離職者の軽減をめざして」研究報告書
    4) 矢本希夫、星野寛美 「月経関連障害、更年期障害が働く女性のQWL(Quality of Working Life)に及ぼす影響」研究報告書
    5) 門山茂、高塚雄一ら 「疾病と治療と職業生活の両立を図るモデル医療および労働者個人の特性と就労形態や職場環境等との関係が疾病の発症や治療、予防に及ぼす影響等に関わる分野横断的研究・開発、普及(がん)」研究報告書
    6) 宗像正徳、今野敏ら 「業務の過重負荷による脳・心臓疾患の発症要因に係る研究・開発、普及」研究報告書

- 勤労者医療研究4 「がんの治療と就労両立支援」 平成25年3月発行、独立行政法人労働者健康福祉機構

- Lynch CD, Sundaram R, Maisog JM, et al. Preconception stress increases the risk of infertility: results from a couple-based prospective cohort study—the LIFE study. Hum Reprod 2014, 29: 1067-1075.

- Landsbergis PA, Dobson M, Koutsouras G, et al. Job strain and ambulatory blood pressure: a meta-analysis and systematic review. Am J Public Health 2013, 103: 61-71.

- Portela LF, Rotenberg L, Almeida ALP,et al. The influence of domestic overload on the association between job strain and ambulatory blood pressure among female nursing workers. Int J Environ Res Public Health 2013, 10: 6397-6408.

- Bortkiewicz A, Gadzicka E, Siedlecka J, et al. Work-related risk factors of myocardial infarction. Int J Occup Med Environ Health 2010, 23: 255-266.

- Xu W, Hang J, Cao T. et al. Job stress and carotid intima-media thickness in Chinese workers. J Occup Health 2010, 52: 257-262.

- Gafarov VV, Panov DO, Gromova EA, et al. The influence of depression on risk development of acute cardiovascular diseases in the female population aged 25-64 in Russia. Int J Circumpolar Health 2013, 72: 21223-21227.

- Koopmans PC, Bültmann U,Roelen CA, et al. Recurrence of sickness absence due to common mental disorders. Int Arch Occup Environ Health 2011, 84: 193-201.

- Koopmans PC, Roelen CA, Bütmann U, et al. Gender and age differences in the recurrence of sickness absence due to common mental disorders: a longitudinal study. BMC Public Health 2010, 10: 426- 435.

- Godin I,Kornitzer M, Clumeck N, et al. Gender specificity in the prediction of clinically diagnosed depression. Results of a large cohort of Belgian workers. Soc Psychiatry Psychiatr Epidemiol 2009,44: 592-600.

- Wang JL, Patten SB, Currie S, et al. A population-based longitudinal study on work environmental factors and the risk of major depressive disorder. Am J Epidemiol 2012, 176: 52-59.

- Taneichi H, Asakura M, Sairenchi T, et al. Low self-efficacy is a risk factor for depression among male Japanese workers: a cohort study. Ind Health 2013, 51: 452-458.

- Gollenberg AL, Hediger ML, Mumford SL, et al. Perceived stress severity of perimenstrual symptoms: The BioCycle Study. J Womens Health 2010, 19: 959-967.

- Wang L, Wang X, Wang W, et al. Stress and dysmenorrhea: a population based prospective study. Occup Environ Med 61: 1021-1026, 2004.

- Gordley LB, Lemasters G, Simpson SR, et al. Menstrual disorders and occupational stress, and racial factors among military personnel. J Occup Environ Med 2000, 42: 871-881.

- Laszlo KD, Gyorffy Z, Adam S, et al. Work-related stress factors and menstrual pain: a nation-wide representative survey. J Psychosom Obstet Gynecol 2008,29: 133-138.

- Thomas C, Hertzman C, Power C. Night work, long working hours, psychosocial work stress and cortisol secretion in mid-life: evidence from a British birth cohort. Occup Environ Med 2009, 66: 824-841.

- Hirose T. An occupational health physician's report on the improvement in the sleeping conditions of night shift workers. Ind Health 2005, 43: 58-62.

- Puttonen S, Kivimäki M, Elovainio M, et al. Shift work in young adults and carotid artery intima-media thickness: The cardiovascular risk in young Finns study. Atherosclerosis 2009, 205: 608-613.

- Bara AC, Arber S. Working shifts and mental health-findings from the British Household Panel Survey 1995-2006. Scand J Work Environ Health 2009, 35: 361-367.

- Copertaro A, Bracci M, Barbaresi M, et al. Role of waist circumference in the diagnosis of metabolic syndrome and assessment of cardiovascular risk in shift workers. Med Lav 2008, 99: 444-453.

- Oginska H, Pokorski J, Oginski A. Gender, ageing, and shiftwork intolerance. Ergonomics 1993, 36: 161-168.

- Viitasalo K, Kuosma E, Laitinen J, et al. Effects of shift rotation and the flexibility of a shift system on daytime alertness and cardiovascular risk factors. Scand J Work Environ Health 2008, 34: 198-205.

- Folkard S, Lombardi DA. Modeling the impact of the components of long work hours on injuries and "accident". Am J Ind Med 2006, 49: 953-963.

- Cos S, Gonzalez A, Martinez-Campa C, et al. Melatonin as a selective estrogen enzyme modulator. Curr Cancer Drug Targets 2008,8: 691-702.

- Schernhammer ES, Kroenke CH, Dowsett M, et al.Urinary 6-sulfatoxy melatonin levels and their correlations with lifestyle factors and steroid hormone levels. J Pineal Res 2006, 40: 116-124.

- Bonde JP, Jörgensen KT, Bonzini M, et al. Miscarriage and occupational activity: a systematic review and meta-analysis regarding shift work, working hours, lifting, standing, and physical workload. Scand J Work Environ Health 2013,39: 325-334.

- Bonzini M, Coggon D, Palmer KT. Risk of prematurity, low birthweight and pre-eclampsia in relation to working hours and physical activities: a systemic review. Occup Environ Med 2007, 64: 228-243.

- Triche EW, Hossain N. Environmental factors implicated in the causation of adverse pregnancy outcome. Seminars in Perinatology 2007, 31: 240-242.

- Chatterji P, Morkowitz S. Family leave after childbirth and the maternal health of new mothers. J Ment Health Policy Econ 2012,15: 61-76.

- Chatterji P, Morkowitz S, Brooks-Gunn J. Effects of early maternal employment on maternal health and well-being. J Popul Econ 2013,26: 285-301.

- McGovern P, Dowd B, Gjerdingen D, et al. Time off work and the postpartum health of employed women. Med Care 1997,35: 507-521.

- Hirokawa K, Tsutsumi A, Kayabe K, et al. Mortality risks in relation to occupational category and position among the Japanese working population: the Jichi Medical School Cohort Study. BMJ Open 2013, 3:e002690. Doi:10.1136/bmjopen-2013-002690.

- Wada K, Kondo N, Gilmour S, et al. Trends in the leading causes of death by occupations among men aged 30-59 years in Japan, 1980-2005. BMJ 2012, 344:e1191.

- Detre KM, Kip KE, Feinleib, et al. Mortality of men versus women in comparable high-level jobs: 15-year experience in the Federal Women's Study. Am J Epidemiol 2001,154: 221-229.

- Baron A. Protective labor legislation and the cult of domesticity. J Family Issues 1981,2: 25-38.

- Kageyama T, Nishikido N, Kobayashi T, et al. Cross-sectional survey on risk factors for insomnia in Japanese female hospital nurses working rapidly rotating shift systems. J Hum Ergol(Tokyo) 2001,30: 149-154.

- Telksniene R, Januskevicius V. Occupational skin diseases in nurses. Int J Occup Med Environ Health 2003,16: 241-247.

- Arcury TA, Cartwright MS, Chen H, et al. Musculoskeletal and neurological injuries associated with work organization among immigrant Latino women manual workers in North Carolina.Am J Ind Med 2014,57:468-475.

- Thiede M, Liebers F, Seidler A, et al. Gender specific analysis of occupational diseases of the low back caused by carrying, lifting or extreme trunk flexion-use of a prevention index to identify occupations with high prevention needs. Am J Ind Med 2014,57: 233-244.

- Strazdins L, Bammer G. Women, work and musculoskeletal health. Soc Sci Med 2004,58: 997-1005.

- Norman CA, Halton DM. Is carbon monoxide a workplace teratogen? A review and evaluation of the literature. Ann Occup Hyg 1990,34: 335-347.

- Goulet l, Theriault G. Stillbirth and chemical exposure of pregnant workers. Scand J Work Environ Health 1991,17: 25-31.

- Wada K, Kondo N, Gilmour S, et al. Trends in cause specific mortality across occupations in Japanese men of working age during period of economic stagnation, 1980-2005: retrospective cohort study. BMJ 2012;344:e1191 doi: 10.1136/bmj.e1191.

- Schernhammer ES, Colditz GA. Suicide rates among physicians:A quantitative and gender assessment (meta-analysis) Am J. Psychiatry 2004, 161: 2295-2302.

働く女性と健康 ―多様な視点からのヘルスケア

2015年8月1日　初版発行　　　　　　　　　定価（本体1,800円＋税）

著　　　者	武谷　雄二
編集発行人	岩﨑　伸夫
発　行　所	公益財団法人 産業医学振興財団
	〒101-0048　東京都千代田区神田司町2-2-11 新倉ビル
	TEL 03-3525-8291　FAX 03-5209-1020
	URL http://www.zsisz.or.jp
印　刷　所	日昇印刷株式会社
レイアウト	grab　等々力 嘉彦

ISBN978-4-915947-60-5　C2047　¥1800E
©Yuji Taketani, 2015　落丁・乱丁はお取り替え致します。

本書の全部または一部の複写・複製および磁気または光記録媒体への入力等を禁ず。